Nährwerte

Gesundheit kann man essen

PROF. DR. I. ELMADFA
W. AIGN
D. FRITZSCHE

Ein Wort zuvor

ZU VIEL NAHRUNGSENERGIE (Kalorien), zu wenig Nährstoffe – so ernähren sich die meisten Bundesbürger. Das zeigt auch die neueste Erhebung der Deutschen Gesellschaft für Ernährung (DGE). Dabei ist Ihr Bedarf an Vitaminen und einigen Mineralstoffen umso größer, je mehr Energie in Form von Eiweiß (Protein), Fett und Kohlenhydraten Sie aufnehmen. Werden bestimmte Vitamine und Mineralstoffe in zu geringer Menge zugeführt, kann die aufgenommene Energie im Stoffwechsel nicht optimal verwertet werden. Wer sich also gesund ernähren möchte, sollte für eine ausgewogene Zufuhr von Proteinen, Fetten und Kohlenhydraten sowie Vitaminen und Mineralstoffen sorgen.

DAS BEWÄHRTE TEAM von Ernährungsfachleuten hat die Werte der energieliefernden Nährstoffe, Vitamine und Mineralstoffe so dargestellt, dass sie auch für Ungeübte mühelos abzulesen sind.

DER GU KOMPASS NÄHRWERTE ist die verlässliche Informationsquelle bei Ihrer Auswahl von vollwertigen Lebensmitteln. Sein handliches Einsteckformat und der strapazierfähige Einband machen ihn zu Ihrer praktischen Einkaufshilfe, die Sie überallhin mitnehmen können.

Ibrahim Elmadfa,
Waltraute Aign,
Doris Fritzsche

Kalorien/Joule und Nährstoffe auf einen Blick

Wegweiser

Gesundheit kann man essen, und der »Kompass Nährwerte« hilft dabei. Er liefert Ihnen eine Fülle von Daten, wertvolle Informationen und viele praktische Tipps.

Grundlage bildet das Kapitel gleich im Anschluss mit seiner ausführlichen Tabelle. Es wurden Lebensmittel ausgewählt, die den heute üblichen Verzehrsgewohnheiten entsprechen. Der Gehalt an Kalorien und Nährstoffen – es sind Durchschnittswerte – ist nicht, wie sonst üblich, für jeweils 100 g errechnet, sondern für Portionsgrößen, die üblicherweise angeboten werden oder verzehrt werden sollten. Dadurch sehen Sie auf einen Blick, wie viel Sie pro Portion zuführen. Die Tabelle zeigt den Gehalt an Kalorien, Joule, den Hauptnährstoffen Eiweiß, Fett und Kohlenhydrate sowie Ballaststoffen, wichtigen Mineralstoffen und Vitaminen.

Unter »Besonders reiche Vitaminquellen« ab Seite 47 wird mit Informationen und Tipps das Wichtigste über die Vitamine gesagt, und es werden die Lebensmittel aufgeführt, die mit einer Portion mindestens 10 % der DGE-Empfehlung decken.

Ab Seite 76 lesen Sie, welche Lebensmittel als besonders reiche Mineralstoffquellen dienen und was Sie sonst noch über diese Mikronährstoffe wissen sollten. Das Kapitel »Sondertabellen Ernährung und Diät« ab Seite 90 beinhaltet eine Fülle von Basisinformationen über die Hauptnährstoffe und verschiedene Diätformen.

So erfahren Sie ab Seite 90 Wichtiges über Fette. Es geht um den Fettstoffwechsel, die Fettsäuren sowie Cholesterin und deren wünschenswerte Zufuhr. Der Abschnitt »Eiweiß, Aminosäuren« ab Seite 93 informiert über die biologische Wertigkeit verschiedener Proteine sowie über eiweißreiche und eiweißarme Nahrung. In Tabellen sind die wesentlichen Lieferanten für tierisches und pflanzliches Eiweiß aufgeführt.

Unter »Kohlenhydrate, Ballaststoffe« ab Seite 97 finden Sie neben ernährungsphysiologischen Details auch die Grundlagen der Diabetes-Diät. In der Tabelle ab Seite 99 können Sie alle wesentlichen Gehalte der Kohlenhydratträger ablesen. Eine Kohlenhydrat-Austauschtabelle (ab Seite 101/102) am Ende des Kapitels bietet Diabetikern eine wichtige Rechenhilfe.

Anschließend werden Purine und Harnsäure – das sind Inhaltsstoffe in Lebensmitteln, die bei der Entstehung und Behandlung von Gicht eine wichtige Rolle spielen – sowie die entsprechenden Diätformen behandelt. In Tabellen sind Lebensmittel mit niedrigem, hohem und sehr hohem Gehalt an Harnsäure aufgeführt.

Praktische Tipps, wie Sie all die theoretischen Daten und Empfehlungen in Ihr Leben und Ihre tägliche Ernährung einbringen können, werden am Beispiel der Lebensmittelpyramide ab Seite 115 gezeigt.
Für die Ernährungsempfehlungen bei Übergewicht und im Alter werden mithilfe eines Baukastensystems Wege zur Planung, Durchführung und Kontrolle dargestellt.

In Übersichten sehen Sie ab Seite 120, welche tägliche Nährstoffzufuhr für verschiedene Personengruppen empfohlen wird und wie viel von welchen Vitaminen und Mineralstoffen aufgenommen werden soll. Dabei können Sie sich auf die Kompetenz der Deutschen, Österreichischen und Schweizer Gesellschaften für Ernährung (D-A-CH) und ihre wissenschaftlichen Quellen verlassen.

Lebensmittel (verzehrbarer Anteil)	Energie und Nährstoffe je Portion						
	Portionsgröße	Kilokalorien	Kilojoule	Eiweiß	Fett	Kohlen-hydrate	Ballaststoffe
	g	kcal	kJ	g	g	g	g

Milch, Milchprodukte und Eier

Milch							
Muttermilch	100	67	278	1,2	3,7	7,1	0
Kuhmilch[a], 3,5 % Fett	200	130	540	6,6	7,0	9,6	0
■ fettarm, 1,5 % Fett	200	94	396	6,8	3,0	9,8	0
■ entrahmt	200	70	292	7,0	0,2	9,8	0
■ Rohmilch, Vorzugsmilch	200	134	558	6,6	7,6	9,6	0
Milchprodukte							
Buttermilch	200	74	310	7,0	1,0	8,0	0
Dickmilch aus Trinkmilch, 3,5 %	200	122	508	6,6	7,0	8,0	0
■ entrahmt	200	64	266	7,0	0,2	8,2	0
Joghurt aus Trinkmilch, 3,5 %	150	96	401	5,0	5,3	6,0	0
■ mit Früchten, gezuckert[b]	150	141	587	4,4	4,7	20,3	*
Joghurt, fettarm, 1,5 % Fett	150	71	293	5,1	2,3	6,2	0
Kakaotrunk[b] aus Magermilch	200	104	438	7,0	0,6	17,8	*
Kondensmilch, 4 % Fett	10	13	53	0,9	0,4	1,3	0
■ 10 % Fett	10	18	74	0,9	1,0	1,3	0
Molke, süß	200	50	210	1,6	0,4	9,4	0
Sahne, 30 % Fett, Schlagsahne	30	93	387	0,7	9,5	1,0	0
■ Saure Sahne, 10 % Fett	30	35	147	0,9	3,0	1,1	0
■ Saure Sahne, extra	30	57	237	0,8	5,4	1,0	0
■ Schmand, 24 % Fett	30	72	300	0,8	7,2	1,0	0
■ Crème fraîche, 40 % Fett	30	113	475	0,6	12,0	0,8	0
Trockenmilchpulver, Vollmilch	20	97	407	5,1	5,2	7,4	0
■ Magermilch	20	70	291	7,1	0,3	9,9	0
Käse							
1. Frischkäse							
Doppelrahmkäse, 60 % Fett i. Tr.	30	102	427	3,4	9,5	0,8	0

a = Trink- oder H-Milch b = variabel, je nach Zuckerzusatz

Mineralstoffe je Portion						Vitamine je Portion					
Natrium	Kalium	Kalzium	Phosphor	Magnesium	Eisen	A	E	B_1	B_2	B_6	C
mg	mg	mg	mg	mg	mg	µg	mg	mg	mg	mg	mg
13	47	31	15	4	0,1	69	0,2	0,02	0,04	0,01	4
96	314	240	104	24	0,1	62	0,2	0,08	0,36	0,10	4
98	310	246	188	24	0,1	26	+	0,08	0,36	0,10	4
100	300	250	192	28	0,1	4	+	0,08	0,38	0,10	2
96	314	240	104	24	0,1	66	0,2	0,08	0,36	0,10	4
114	294	218	180	32	0,2	18	+	0,06	0,32	0,08	2
96	314	240	204	24	0,2	62	0,2	0,06	0,36	0,10	2
100	300	250	192	28	0,2	4	+	0,06	0,38	0,10	2
72	236	180	153	18	0,2	47	0,2	0,05	0,27	0,10	2
60	195	150	135	15	+	30	0,2	0,05	0,23	0,06	3
74	233	185	141	21	0,2	20	+	0,05	0,27	0,10	2
100	340	240	220	24	0,6	*	*	0,08	0,36	0,10	2
14	45	34	26	4	‹0,1	3	‹0,1	‹0,01	0,05	0,01	‹1
13	42	32	25	4	‹0,1	7	‹0,1	0,01	0,05	0,01	‹1
90	258	136	86	2	0,2	6	+	0,08	0,30	0,08	2
10	34	24	19	3	+	83	0,2	‹0,01	0,05	0,01	‹1
17	47	33	26	4	‹0,1	*	0,2	0,01	0,05	‹0,01	‹1
16	43	30	24	3	‹0,1	*	0,2	0,01	0,05	‹0,01	‹1
15	40	28	22	3	‹0,1	*	0,2	0,01	0,04	‹0,01	‹1
12	32	22	18	2	+	*	0,3	‹0,01	0,03	‹0,01	‹1
74	232	185	142	22	0,2	51	*	0,05	0,28	0,04	2
111	316	252	193	24	0,2	2	+	0,07	0,44	0,06	‹1
113	29	24	41	2	0,2	98	0,2	0,02	0,07	0,02	0

* = es liegen keine Daten vor   + = in Spuren   ‹ = weniger als

Lebensmittel (verzehrbarer Anteil)	Portionsgröße	Energie und Nährstoffe je Portion					
		Kilokalorien	Kilojoule	Eiweiß	Fett	Kohlen-hydrate	Ballaststoffe
	g	kcal	kJ	g	g	g	g
Feta, 45 % Fett i. Tr.	30	71	296	5,0	5,4	0,2	0
Körniger Frischkäse, 20 % Fett i. Tr.	50	51	212	6,1	2,2	1,7	0
Schichtkäse, 10 % Fett i. Tr.	50	44	184	6,4	1,2	1,9	0
Speisequark, 40 % Fett i. Tr.	50	80	334	5,6	5,7	1,3	0
Speisequark, 20 % Fett i. Tr.	50	55	228	6,3	2,6	1,4	0
Speisequark, mager	50	36	150	6,8	0,2	1,6	0
Fruchtquark, 20 % Fett i. Tr.[b]	50	62	260	5,0	1,9	6,4	0
2. Hartkäse, Schmelzkäse, Schnittkäse und Weichkäse							
Brie, 50 % Fett i. Tr.	30	104	433	6,8	8,4	<0,1	0
Camembert, 60 % Fett i. Tr.	30	113	474	5,4	10,2	+	0
■ 30 % Fett i. Tr.	30	65	271	7,1	4,1	+	0
Chester (Cheddar), 50 % Fett i. Tr.	30	119	497	7,6	9,7	0,1	0
Edamer, 45 % Fett i. Tr.	30	107	446	7,3	8,5	+	0
■ 30 % Fett i. Tr.	30	76	319	8,0	4,9	+	0
Edelpilzkäse, 50 % Fett i. Tr.	30	107	445	6,3	8,9	+	0
Emmentaler, 45 % Fett i. Tr.	30	119	499	8,7	9,4	+	0
Gouda, 45 % Fett i. Tr.	30	100	419	7,7	7,6	+	0
Harzer, Korbkäse, Mainzer Handkäse	30	38	158	9,0	0,2	+	*
Limburger, 40 % Fett i. Tr.	30	80	336	6,7	5,9	+	0
Parmesan, 32 % Fett i. Tr.	30	113	471	10,7	7,7	+	0
Romadur, 30 % Fett i. Tr.	30	68	284	7,4	4,2	+	0
■ 20 % Fett i. Tr.	30	56	234	7,9	2,7	+	0
Schmelzkäse, 45 % Fett i. Tr.	30	81	339	4,3	7,1	+	0
■ 30 % Fett i. Tr.	30	63	262	4,5	4,2	1,7	0
Tilsiter, 45 % Fett i. Tr.	30	107	449	7,9	8,3	+	0
■ 30 % Fett i. Tr.	30	81	338	8,6	5,2	+	0
Trappistenkäse, 45 % Fett i. Tr.	30	103	429	7,5	8,0	+	0

a = variabel, je nach Salzzusatz   b = variabel, je nach Zuckerzusatz

Mineralstoffe je Portion						Vitamine je Portion					
Natrium	Kalium	Kalzium	Phosphor	Magnesium	Eisen	A	E	B$_1$	B$_2$	B$_6$	C
mg	mg	mg	mg	mg	mg	µg	mg	mg	mg	mg	mg
385	45	130	102	6	0,2	63	0,2	0,01	0,09	0,03	0
200	25	85	75	5	0,1	15	0,1	0,02	0,14	0,03	0
20	64	46	86	6	0,1	11	0,1	0,02	0,15	0,03	0
17	41	48	94	5	0,2	50	0,2	0,02	0,12	0,04	‹1
18	44	43	83	6	0,2	22	‹0,1	0,02	0,14	0,05	‹1
20	48	46	80	6	0,2	1	‹0,1	0,02	0,15	0,05	‹1
15	50	35	75	4	0,1	*	0,1	0,02	0,14	0,02	1
192	46	120	56	6	0,2	47	0,2	0,01	0,10	0,07	0
216	29	147	93	5	0,1	166	0,2	0,01	0,11	0,06	0
204	36	180	116	6	0,1	65	0,1	0,02	0,20	0,08	0
190	31	226	147	9	0,1	132	0,3	0,01	0,13	0,08	0
156	20	203	121	9	0,1	87	0,2	0,01	0,11	0,04	0
156	29	240	171	10	0,1	50	0,2	0,01	0,11	0,04	0
240	38	158	109	12	0,1	87	0,2	0,01	0,15	0,04	0
84	29	309	188	10	0,1	88	0,2	0,02	0,10	0,03	‹1
260[a]	23	240	133	8	0,1	75	0,2	0,01	0,09	0,02	0
456[a]	30	38	81	5	0,1	3	+	0,01	0,11	0,01	0
216	38	160	77	6	0,2	114	0,2	0,01	0,11	0,03	+
180	39	353	223	12	0,3	108	0,2	0,01	0,19	0,03	0
369	35	111	95	6	0,1	48	0,1	0,02	0,11	0,03	0
240	30	134	90	8	0,1	30	*	0,02	0,12	0,03	0
378	20	164	283	9	0,3	90	*	0,01	0,12	0,02	*
330	60	180	270	9	0,3	45	0,2	0,01	0,11	0,02	0
175	18	253	154	9	0,1	36	0,2	0,01	0,11	0,02	‹1
175	21	273	174	11	0,1	22	0,2	0,02	0,12	0,02	0
180	30	225	150	11	0,1	90	0,2	0,01	0,11	0,02	0

* = es liegen keine Daten vor + = in Spuren ‹ = weniger als

Lebensmittel (verzehrbarer Anteil)	Portionsgröße	Energie und Nährstoffe je Portion					
		Kilokalorien	Kilojoule	Eiweiß	Fett	Kohlen-hydrate	Ballaststoffe
	g	kcal	kJ	g	g	g	g
Ziegenkäse, 45 % Fett i.Tr.	30	84	352	6,3	6,5	+	0
▪ 48 % Fett i.Tr.	30	99	413	6,5	8,1	+	0
Eier und Trockeneipulver							
1 Hühnerei, 58 g (Gew.-Kl. M)c	58	81	339	6,7	5,9	0,4	0
▪ 48 g (Gew.-Kl. S)d	48	67	280	5,5	4,9	0,3	0
1 Eidotter, mittelgroß, 19 g	19	67	280	3,1	6,1	0,1	0
1 Eiweiß, mittelgroß, 33 g	33	16	66	3,7	0	0,2	0

Fette und Öle

Tierische Fette und Öle							
Butter (Süß- und Sauerrahm)	10	75	316	0,1	8,3	0,1	0
▪ halbfett	10	39	162	0,4	4,0	0,4	0
Gänseschmalz	10	90	375	+	10,0	0	0
Lebertran	10	90	376	0	10,0	0	0
Schweineschmalz	10	90	376	‹0,1	10,0	0	0
Pflanzliche Fette und Öle							
Erdnusspaste (Erdnussmus)	10	62	259	2,6	4,8	2,1	*
Kokosfett, gereinigt	10	90	377	0	10,0	+	0
Leinöl	10	90	377	0	10,0	0	0
Maiskeimöl	10	90	377	0	10,0	0	0
Margarine	10	72	302	‹0,1	8,0	‹0,1	0
Halbfettmargarine	10	37	154	0,2	4,0	‹0,1	*
Mayonnaise, 80 % Fett	10	73	304	0,1	7,9	0,3	0
Olivenöl	10	90	377	0	10,0	0	0
Rapsöl	10	90	377	0	10,0	0	0
Safloröl (Distelöl)	10	90	377	0	10,0	0	0
Sojaöl	10	90	377	0	10,0	0	0
Sonnenblumenöl	10	90	377	0	10,0	0	0
Walnussöl	10	90	377	0	10,0	0	0

a = je nach Höhe der Vitaminierung   c = Schalenanteil 6 g   d = Schalenanteil 5 g   * = es liege

	Mineralstoffe je Portion					Vitamine je Portion					
Natrium	Kalium	Kalzium	Phosphor	Magnesium	Eisen	A	E	B_1	B_2	B_6	C
mg	mg	mg	mg	mg	mg	µg	mg	mg	mg	mg	mg
240	69	129	120	8	0,1	75	*	0,02	0,15	0,06	*
180	87	210	150	13	0,2	99	*	0,02	0,09	0,01	*
75	76	28	111	6	1,0	141	1,0	0,07	0,21	0,04	0
62	63	23	92	5	0,9	117	1,0	0,06	0,18	0,03	0
10	26	27	112	3	1,3	168	1,2	0,06	0,08	0,06	0
56	50,8	3,6	7	4	0,1	+	*	0,01	0,11	+	+
1	2	1	2	‹1	‹0,1	65	0,2	‹0,01	‹0,01	‹0,01	+
8	16	12	9	1,4	+	36	0,1	‹0,01	‹0,01	‹0,01	+
*	*	*	*	*	*	*	*	*	*	*	*
+	‹1	*	*	*	*	2550	0,3	*	0	*	*
‹1	‹1	+	‹1	+	‹0,1	0	0,2	0	0	*	0
*	67	6,5	41	17,5	0,2	*	0,9	0,01	0,01	*	*
‹1	‹1	‹1	‹1	+	+	+	0,1	0	0	*	*
*	*	*	*	*	*	*	0,5	*	*	*	*
‹1	‹1	2	*	*	0,1	2	3,1	*	*	*	*
10	1	1	1	1	+	61[a]	1,4	+	+	*	+
39	‹1	1	1	‹1	0,1	50	0,1	*	*	*	*
48	2	6	2	‹1	0,1	8	1,5	‹0,01	‹0,01	‹0,01	0
‹1	+	‹1	*	*	‹0,1	12	1,3	0	0	0	0
*	*	*	*	*	*	55	3,0	*	*	*	*
*	*	*	*	*	*	*	4,8	*	*	*	*
*	*	*	*	*	*	58	2,9	*	*	*	*
*	‹1	*	*	*	*	‹1	5,0	*	*	*	*
*	*	*	*	*	*	*	0,8	*	*	*	*

...eine Daten vor + = in Spuren ‹ = weniger als 0 = praktisch nicht vorhanden

Lebensmittel (verzehrbarer Anteil)	Portionsgröße	Energie und Nährstoffe je Portion					
		Kilokalorien	Kilojoule	Eiweiß	Fett	Kohlen-hydrate	Ballaststoffe
	g	kcal	kJ	g	g	g	g

Fisch und andere See- und Meerestiere

Seefische							
Heilbutt	100	95	397	20,1	1,6	+	(0)
Hering	100	233	975	18,2	17,8	+	(0)
Kabeljau (Dorsch)	100	77	323	17,7	0,7	+	(0)
Makrele	100	182	761	18,7	11,9	+	(0)
Rotbarsch (Goldbarsch)	100	105	441	18,2	3,6	+	(0)
Sardine	100	118	496	19,4	4,5	+	(0)
Schellfisch	100	77	323	17,9	0,6	+	(0)
Scholle	100	86	358	17,1	1,9	+	(0)
Seelachs (Köhler)	100	81	340	18,3	0,9	+	(0)
Seezunge	100	82	344	17,5	1,4	+	(0)
Sonstige Kaltblüter							
Austern	100	66	276	9,0	4,8	+	(0)
Garnele (Speisekrabbe)	100	87	366	18,6	1,4	+	(0)
Hummer	100	81	338	15,9	1,9	+	(0)
Krebs (Flusskrebs)	100	64	269	15,0	0,5	+	(0)
Miesmuscheln	100	69	290	10,5	2,0	2,4	(0)
Tintenfisch	100	73	303	16,1	0,9	+	(0)
Süßwasserfische							
Aal, Flussaal	100	281	1174	15,0	24,5	+	(0)
Felchen (Renke)	100	100	419	17,8	3,2	+	(0)
Forelle (Bachforelle)	100	103	429	19,5	2,7	+	(0)
Hecht	100	81	340	18,4	0,9	+	(0)
Karpfen	100	115	482	18,0	4,8	+	(0)
Lachs	100	202	845	19,9	13,6	+	(0)
Zander	100	83	349	19,2	0,7	+	(0)
Fischdauerwaren							

(0) = praktisch nicht vorhanden

Mineralstoffe je Portion						Vitamine je Portion					
Natrium	Kalium	Kalzium	Phosphor	Magnesium	Eisen	A	E	B₁	B₂	B₆	C
mg	mg	mg	mg	mg	mg	µg	mg	mg	mg	mg	mg
67	446	14	202	28	0,6	32	0,9	0,08	0,07	0,42	+
120	315	35	250	*	1,1	40	*	0,05	0,25	*	+
72	352	26	194	24	0,3	7	1,0	0,06	0,05	*	2
95	396	12	238	30	1,0	100	1,6	0,14	0,35	0,63	+
80	308	22	201	29	0,7	12	1,3	0,11	0,08	*	1
100	*	85	258	24	2,5	20	*	0,02	0,25	0,97	*
116	301	18	176	24	0,6	17	0,4	0,05	0,17	*	+
104	311	61	198	22	0,9	3	*	0,21	0,22	0,22	2
81	374	14	300	*	1,0	6	*	0,09	0,35	*	*
100	309	29	195	49	0,8	+	*	0,06	0,10	*	0
289	184	82	157	40	5,8	93	0,9	0,16	0,20	0,22	+
146	266	92	224	67	1,8	2	*	0,05	0,03	0,13	2
270	220	61	234	22	1,0	0	1,5	0,13	0,09	1,18	5
253	254	43	224	*	2,0	*	*	0,15	0,10	*	*
290	277	27	250	36	5,1	54	0,8	0,16	0,22	0,08	3
387	273	27	143	*	0,8	3	2,4	0,07	0,05	*	*
65	217	17	223	21	0,6	980	*	0,18	0,32	0,28	2
36	318	60	290	30	0,5	21	2,0	*	*	*	*
63	413	12	242	27	0,4	12	1,0	0,08	0,08	*	*
74	304	20	215	25	0,6	15	0,7	0,09	0,06	0,15	*
30	378	63	216	51	0,7	44	0,5	0,07	0,05	0,15	1
51	371	13	266	29	1,0	15	0,9	0,18	0,16	0,98	1
24	377	49	151	50	0,8	*	*	0,16	0,25	*	1

* = es liegen keine Daten vor   + = in Spuren   ‹ = weniger als

Lebensmittel (verzehrbarer Anteil)	Portionsgröße	Energie und Nährstoffe je Portion					
		Kilokalorien	Kilojoule	Eiweiß	Fett	Kohlen-hydrate	Ballaststoffe
	g	kcal	kJ	g	g	g	g
Bückling	100	224	938	21,2	15,5	+	(0)
Hering, mariniert	100	210	879	16,5	16,0	+	(0)
■ in Gelee	100	164	687	12,7	12,6	+	(0)
Krabbies, in Dosen	50	46	193	8,7	1,3	+	(0)
Lachs, geräuchert	50	145	604	14,3	9,7	+	(0)
Makrele, geräuchert	100	222	930	20,7	15,5	+	(0)
Matjeshering	100	267	1119	16,0	22,6	+	(0)
Ölsardinen, in Dosen	50	111	464	12,1	7,0	+	(0)
Rotbarsch, geräuchert	100	145	605	23,8	5,5	+	(0)
Salzhering	100	218	911	19,8	15,4	+	(0)
Schellfisch, geräuchert	100	93	389	22,1	0,5	+	(0)
Schillerlocken	100	302	1264	21,3	24,1	+	(0)
Seeaal, geräuchert	100	167	700	26,1	7,0	+	(0)
Seelachs, geräuchert	100	98	412	22,8	0,8	+	(0)
Thunfisch in Öl (ganzer Inhalt)	50	142	593	11,9	10,5	+	(0)

Fleisch und Geflügel

Geflügel							
Ente	100	227	951	18,1	17,2	+	(0)
Gans	100	342	1430	15,7	31,0	+	(0)
Huhn, Brathuhn	100	166	695	19,9	9,6	+	(0)
■ Brust, mit Haut	100	145	605	22,2	6,2	+	(0)
■ Keule (Schlegel), mit Haut	100	174	726	18,2	11,2	+	(0)
■ Suppenhuhn	100	257	1074	18,5	20,3	+	(0)
Hühnerleber	100	131	547	22,1	4,7	1,2	(0)
Puter (Truthahn), ausgew. Tiere	100	157	658	20,2	8,5	+	(0)
■ Brust, ohne Haut	100	105	441	24,1	1,0	+	(0)
■ Keule, ohne Haut	100	114	479	20,5	3,6	+	(0)
■ Jungtiere (Babyputer)	100	151	631	22,4	6,8	+	(0)
(0) = praktisch nicht vorhanden							

| Mineralstoffe je Portion | | | | | | Vitamine je Portion | | | | | |
| Natrium | Kalium | Kalzium | Phosphor | Magnesium | Eisen | A | E | B₁ | B₂ | B₆ | C |
mg	mg	mg	mg	mg	mg	µg	mg	mg	mg	mg	mg
689	343	35	256	32	1,1	28	1,2	0,04	0,25	0,50	0
1030	98	38	149	12	*	36	*	0,05	0,21	0,15	*
594	159	*	*	*	*	*	*	*	*	*	*
500	55	23	91	24	0,4	9	0,6	0,04	0,04	0,18	+
32	238	12	154	19	0,5	45	0,5	0,10	0,09	*	*
261	275	5	240	33	1,2	30	1,6	0,14	0,35	0,50	0
2500	235	43	200	35	1,3	*	*	*	*	*	*
183	194	165	217	*	1,4	25	*	0,02	0,15	0,11	0
550	367	25	230	*	4,7	*	*	*	*	*	*
5930	240	112	341	39	2,0	48	*	0,04	0,29	0,22	0
557	300	20	262	25	1,0	+	*	0,05	0,10	*	+
623	58	18	230	28	1,1	*	*	*	*	*	*
626	311	20	260	34	0,8	*	*	*	*	*	*
648	398	20	160	*	0,9	9	*	0,03	0,20	*	*
146	124	4	147	14	0,6	185	*	0,03	0,03	0,13	0
38	270	14	187	*	2,5	*	*	0,30	0,20	*	7
86	420	12	184	23	1,9	65	*	0,12	0,26	0,58	*
83	359	12	200	37	1,8	10	0,1	0,08	0,16	0,50	3
66	264	14	212	*	1,1	*	0,3	0,07	0,09	*	0
95	250	15	188	*	1,8	*	*	0,10	0,24	*	0
*	190	11	178	*	1,4	260	*	0,06	0,17	*	*
68	218	18	240	13	7,4	12800	0,4	0,32	2,49	0,8	28
63	300	25	226	27	1,4	13	2,5	0,10	0,18	*	*
46	333	*	*	20	1,0	*	0,9	0,05	0,08	0,46	*
86	289	*	*	17	2,0	*	1,2	0,09	0,18	*	*
66	315	26	238	28	1,5	+	1,9	0,08	0,14	*	*

* = es liegen keine Daten vor + = in Spuren

Lebensmittel (verzehrbarer Anteil)	Portionsgröße	Energie und Nährstoffe je Portion					
		Kilokalorien	Kilojoule	Eiweiß	Fett	Kohlen-hydrate	Ballaststoffe
	g	kcal	kJ	g	g	g	g
Hammel- und Lammfleisch							
Muskelfleisch (ohne Fett)	100	95	397	21,9	0,3	+	(0)
Brust	100	381	1594	12,0	37,0	+	(0)
Filet	100	112	469	20,4	3,4	+	(0)
Keule (Schlegel)	100	234	979	18,0	18,0	+	(0)
Kotelett	100	348	1454	14,9	32,0	+	(0)
Lende	100	194	810	18,7	13,2	+	(0)
Schnitzel	100	131	549	19,1	6,1	+	(0)
Leber	100	133	556	21,2	4,0	3,0	(0)
Zunge	100	194	812	13,5	14,8	1,7	(0)
Kalbfleisch							
Muskelfleisch (ohne Fett)	100	95	397	21,9	0,8	+	(0)
Brust	100	131	548	18,6	6,3	+	(0)
Filet	100	95	399	20,6	1,4	+	(0)
Haxe	100	98	410	20,9	1,6	+	(0)
Keule (Schlegel)	100	97	407	20,7	1,6	+	(0)
Kotelett	100	112	470	21,1	3,1	+	(0)
Schnitzel	100	99	414	20,7	1,8	+	(0)
Bries	100	99	416	17,2	3,4	0	(0)
Leber	100	130	543	19,2	4,1	4,0	(0)
Lunge	100	90	376	17,5	2,2	+	(0)
Niere	100	124	519	16,7	6,4	0,8	(0)
Zunge	100	128	535	17,1	6,2	0,9	(0)
Rindfleisch							
Muskelfleisch (ohne Fett)	100	105	438	21,3	1,9	0,1	(0)
Filet	100	121	505	21,2	4,0	+	(0)
Hochrippe (dicke Rippe, Rostbr.)	100	153	641	20,2	8,1	+	(0)
Kamm (Hals)	100	150	626	19,3	8,1	+	(0)
Rindfleisch, mittelfett	100	155	647	20,6	8,1	+	(0)

(0) = praktisch nicht vorhanden

Mineralstoffe je Portion						Vitamine je Portion					
Natrium	Kalium	Kalzium	Phosphor	Magnesium	Eisen	A	E	B₁	B₂	B₆	C
mg	mg	mg	mg	mg	mg	µg	mg	mg	mg	mg	mg
94	358	13	162	19	1,8	0	0,3	0,18	0,25	*	0
93	294	9	155	*	2,3	0	*	0,14	0,19	*	0
94	289	12	162	19	1,8	0	0,4	0,18	0,25	*	0
78	380	10	213	23	2,7	0	0,5	0,16	0,22	0,29	0
90	345	9	138	14	2,2	0	0,6	0,13	0,18	0,33	0
75	295	9	140	*	2,0	0	*	0,16	0,23	*	0
80	417	*	*	*	2,0	0	*	*	*	*	0
95	282	4	364	14	12,4	9500	*	0,36	3,33	0,37	31
105	277	19	119	*	3,1	+	*	0,08	0,28	*	7
94	358	13	198	16	2,1	+	*	0,14	0,27	0,40	*
105	329	11	237	*	3,0	+	*	0,14	0,24	*	1
95	348	12	200	*	*	+	*	0,15	0,30	*	1
115	300	12	200	*	3,0	+	*	0,15	0,23	*	*
86	343	13	198	16	2,3	+	*	0,15	0,27	0,40	+
93	369	13	195	16	2,1	+	0,6	0,14	0,26	0,40	+
83	355	15	206	*	3,0	+	*	0,18	0,30	*	1
87	386	1	120	22	2,0	0	*	0,08	0,17	*	56
87	316	9	306	19	7,9	21900	0,2	0,28	2,61	0,90	35
154	303	5	*	*	5	*	*	0,11	0,36	0,07	39
200	290	10	260	18	11,5	210	*	0,37	2,50	0,50	13
84	200	9	190	17	3,0	0	*	0,15	0,29	0,13	*
66	355	4	194	21	2,2	20	0,5	0,23	0,26	0,40	+
42	340	3	164	22	2,3	*	*	0,10	0,13	0,50	*
53	316	4	149	18	2,1	15	*	0,08	0,15	*	*
45	300	4	200	17	2,1	3	*	0,09	0,19	*	*
52	316	5	149	19	1,9	15	0,5	0,18	0,22	0,15	*

* = es liegen keine Daten vor   + = in Spuren

Lebensmittel (verzehrbarer Anteil)	Portionsgröße	Energie und Nährstoffe je Portion					
		Kilokalorien	Kilojoule	Eiweiß	Fett	Kohlen-hydrate	Ballaststoffe
	g	kcal	kJ	g	g	g	g
Keule (Schlegel)	100	148	619	21,0	7,1	+	(0)
Lende (Roastbeef)	100	130	542	22,4	4,5	+	(0)
Ochsenschwanz	100	184	769	20,1	11,5	+	(0)
Corned Beef (deutsch)	100	141	589	21,7	6,0	0	(0)
Hackfleisch	100	216	904	22,5	14,0	+	(0)
Luncheon meat (Frühstücksfleisch)	100	294	1229	14,7	25,4	1,6	(0)
Rindfleisch in Dosen, i. D.	100	196	822	18,5	13,6	+	(0)
Schabefleisch (Tatar)	100	112	468	21,2	3,0	+	(0)
Leber	100	121	508	20,3	2,1	5,3	(0)
Niere	100	116	486	16,6	5,1	0,9	(0)
Zunge	100	209	873	16,0	15,9	0,4	(0)
Schweinefleisch							
Muskelfleisch (ohne Fett)	100	105	438	22,0	1,9	+	(0)
Bauch	100	261	1092	17,8	21,1	+	(0)
Bug (Schulter)	100	271	1132	17,0	22,5	+	(0)
Eisbein (Hinterhaxe)	100	186	777	19,0	12,2	+	(0)
Filet	100	104	435	21,5	2,0	+	(0)
Kamm	100	191	799	16,7	13,8	+	(0)
Kasseler	100	151	632	20,9	7,5	+	(0)
Keule (Schlegel, Hinterschinken)	100	274	1145	16,9	22,9	+	(0)
Kotelett	100	150	626	20,3	7,6	+	(0)
Mett	100	279	1165	19,0	22,5	+	(0)
Rückenspeck, frisch	100	759	3175	4,1	82,5	+	(0)
Schnitzel (Oberschale)	100	106	443	22,2	1,9	+	(0)
Herz	100	97	408	10,9	2,6	1,6	(0)
Leber	100	129	539	21,2	4,5	0,9	(0)
Schweinefleisch, mittelfett	100	168	703	20	9,8	+	(0)

(0) = praktisch nicht vorhanden

Mineralstoffe je Portion						Vitamine je Portion					
Natrium	Kalium	Kalzium	Phosphor	Magnesium	Eisen	A	E	B₁	B₂	B₆	C
mg	mg	mg	mg	mg	mg	µg	mg	mg	mg	mg	mg
80	357	13	195	20	2,6	10	*	0,09	0,17	*	*
55	335	3	157	23	2,5	15	1,1	0,09	0,16	*	*
107	206	4	*	*	*	*	*	*	*	*	*
833	131	33	128	*	*	0	*	0,03	0,10	*	0
*	199	4	190	33	2,4	0	0,4	0,09	0,15	*	*
1060	212	12	220	59	2,2	0	0,5	0,05	0,19	*	1
600	*	*	*	*	*	21	*	0,02	0,15	*	0
*	*	*	*	*	*	*	*	*	*	*	*
116	292	7	352	17	6,5	15300	0,7	0,30	2,90	0,71	31
235	245	11	248	20	9,5	330	0,2	0,30	2,26	0,39	11
100	255	10	229	10	3,0	0	0,2	0,14	0,29	0,13	0
60	387	3	204	27	1,0	6	0,3	0,90	0,23	0,50	2
59	157	1	55	*	*	*	*	*	*	*	*
74	291	9	149	*	1,8	9	*	0,89	0,22	*	*
59	247	11	90	1,8	1,5	*	*	0,32	0,19	*	*
74	348	2	173	22	3,0	*	*	1,10	0,31	*	*
76	252	5	139	17	2,2	*	0,6	0,92	0,18	*	2
958	324	6	160	*	2,5	+	*	*	*	*	0
72	292	9	172	21	1,7	0	*	0,80	0,19	0,39	*
62	326	11	150	24	1,8	9	0,6	0,80	0,19	0,50	0
*	*	*	*	*	*	*	*	*	*	*	*
21	14	2	13	*	0,3	0	*	0,10	0,02	*	*
72	292	9	172	21	1,7	*	0,7	0,80	0,19	0,39	*
80	257	20	176	20	4,3	9	1,4	0,46	1,06	0,43	5
77	350	10	362	21	15,8	39100	0,2	0,31	3,17	0,59	23
58	378	5	188	25	1,4	5	0,3	0,80	0,22	0,47	0

* = es liegen keine Daten vor   + = in Spuren

Lebensmittel (verzehrbarer Anteil)	Portionsgröße	Energie und Nährstoffe je Portion					
		Kilokalorien	Kilojoule	Eiweiß	Fett	Kohlen-hydrate	Ballaststoffe
	g	kcal	kJ	g	g	g	g
Wild – sonstige Fleischarten							
Hase	100	113	474	21,6	3,0	+	(0)
Hirsch	100	112	469	20,6	3,3	+	(0)
Reh, Keule (Schlegel)	100	97	407	21,4	1,3	+	(0)
▪ Rücken	100	122	510	22,4	3,6	+	(0)
Kaninchen	100	152	634	20,8	7,6	+	(0)
Ziege	100	149	624	19,5	7,9	+	(0)
Fleisch- und Wurstwaren							
Bierschinken	30	49	212	5,0	3,4	+	(0)
Bockwurst	100	277	1159	12,3	25,3	+	(0)
Bratwurst (Schweinsbratwurst)	100	298	1249	9,8	28,8	+	(0)
Cervelatwurst	30	118	495	6,1	10,4	+	(0)
Dosenwürstchen	100	306	1280	13,0	28,3	+	(0)
Fleischkäse (Leberkäse)	30	89	373	3,7	8,3	+	(0)
Fleischwurst	30	89	372	3,0	8,6	+	(0)
Frankfurter Würstchen	100	272	1138	13,1	24,4	+	(0)
Geflügelwurst, mager	30	32	136	4,9	1,4	+	(0)
Gelbwurst	30	84	352	2,9	8,1	+	(0)
Jagdwurst	30	62	257	4,4	4,9	+	(0)
Kalbsbratwurst	100	266	1114	10,3	25,0	+	(0)
Leberwurst, grob	30	98	410	4,8	8,8	+	(0)
▪ mager	30	77	323	5,1	6,3	+	(0)
Mettwurst (Braunschweiger)	30	117	490	4,2	11,2	+	(0)
Mortadella	30	104	433	3,7	9,8	+	(0)
Münchner Weißwurst	100	287	1202	11,1	27,0	+	(0)
Rotwurst (Blutwurst)	30	90	378	3,0	8,7	+	(0)
Salami	30	111	466	5,6	9,9	+	(0)
Schinken, ohne Fettrand	30	44	182	8,9	0,9	+	(0)
▪ gesalzen und gekocht	30	38	158	6,8	1,1	+	(0)

(0) = praktisch nicht vorhanden

Mineralstoffe je Portion						Vitamine je Portion					
Natrium	Kalium	Kalzium	Phosphor	Magnesium	Eisen	A	E	B1	B2	B6	C
mg	mg	mg	mg	mg	mg	µg	mg	mg	mg	mg	mg
50	276	14	220	28	2,8	0	0,5	0,09	0,06	*	*
61	330	7	197	21	2,3	*	*	*	0,25	*	*
60	309	5	220	*	3,0	0	*	*	0,25	*	0
84	342	25	220	*	3,0	*	*	*	0,25	*	*
47	382	14	224	29	3,5	+	1,0	0,11	0,07	0,30	3
*	*	10	*	*	2,0	36	1,0	0,15	0,28	0,30	0
226	78	5	46	5	0,5	0	*	0,09	0,05	*	0
700	*	*	67	*	*	*	*	*	*	*	*
520	140	5	190	15	1,0	*	0,3	0,28	0,22	*	*
378	90	7	47	3	0,5	0	*	0,03	0,06	*	0
711	165	10	185	9	2,7	*	0,2	0,03	0,08	*	*
180	90	1	*	5	0,6	*	*	0,02	0,05	*	*
249	60	4	39	4	0,5	*	*	0,06	0,08	*	*
1150	154	8	107	11	1,8	3	0,6	0,18	0,19	0,14	0
*	*	*	*	*	*	*	*	*	*	*	*
192	86	*	*	*	*	*	*	*	0,04	*	*
245	78	4	43	6	0,9	0	*	0,03	0,04	*	*
*	*	*	*	*	*	*	*	*	*	*	*
243	43	12	46	*	1,6	2490	0,2	0,06	0,28	*	*
120	42	3	72	2	1,7	510	*	0,05	0,33	*	*
327	64	4	48	3	0,5	*	*	0,06	0,05	*	*
200	62	13	43	6	0,9	0	*	0,03	0,05	*	0
620	122	25	*	*	*	*	*	0,04	0,13	*	*
204	11	2	7	2	1,9	1	*	0,02	0,04	*	*
624	67	11	50	3	0,6	+	<0,1	0,05	0,06	*	*
*	*	*	*	*	*	*	*	0,34	0,06	*	*
290	81	3	41	7	0,8	0	0	0,18	0,08	0,11	0

* = es liegen keine Daten vor + = in Spuren < = weniger als

Lebensmittel (verzehrbarer Anteil)	Portionsgröße	Energie und Nährstoffe je Portion					
		Kilokalorien	Kilojoule	Eiweiß	Fett	Kohlen-hydrate	Ballaststoffe
	g	kcal	kJ	g	g	g	g
■ gesalzen und geräuchert	30	115	480	5,1	10,5	+	(0)
Speck, durchwachsen	30	186	780	2,7	19,5	+	(0)
Wiener Würstchen	100	296	1236	10,2	28,3	+	(0)
Fleischbrühen							
Fleischextrakt	4	10	41	2,3	<0,1	0,1	0
Klare Fleischsuppe, verzehrfertig	200	12	54	0,8	0,8	0,6	0

Getreide und Getreideerzeugnisse

Getreide, Mehle und sonstige Mahlprodukte							
Gerste, Korn[a]	50	157	657	5,2	1,1	31,7	4,9
■ Graupen	50	169	708	5,2	0,7	35,5	2,3
Grünkern (Dinkel), Korn	50	166	695	6,6	1,3	32,0	4,2
Dinkel, Mehl	50	168	703	7,2	1,3	32,0	4,2
Hafer, Korn[a]	50	163	683	5,0	3,6	27,9	4,9
■ Flocken, Instant	50	176	735	6,7	3,9	28,6	4,8
■ Flocken, Vollkorn	50	174	728	6,3	3,5	29,4	5,0
Hirse, Korn[a]	50	175	731	4,9	2,0	34,4	1,9
Mais, Korn	50	162	676	4,0	1,9	32,1	4,9
■ Grieß	50	170	710	4,4	0,6	36,8	*
■ Popcorn	20	74	308	2,5	1,0	13,6	2,0
■ Vollmehl	50	162	678	4,2	1,4	33,2	4,7
Reis, Korn, Naturreis[a]	50	173	722	3,6	1,1	37,1	1,1
■ poliert, parboiled, roh	50	172	720	3,3	0,3	39,2	0,7
■ poliert, roh	50	172	719	3,4	0,3	38,9	0,7
Roggen, Korn	50	147	614	4,4	0,9	30,4	6,6
■ Mehl, Type 815	50	161	671	3,5	0,5	35,5	3,3
■ Mehl, Type 1150	50	160	667	4,5	0,7	33,9	4,0
■ Vollkorn/Backschrot, Type 1800	50	147	613	5,4	0,8	29,5	7,0
(0) = praktisch nicht vorhanden [a] = entspelzt							

Mineralstoffe je Portion						Vitamine je Portion					
Natrium	Kalium	Kalzium	Phosphor	Magnesium	Eisen	A	E	B₁	B₂	B₆	C
mg	mg	mg	mg	mg	mg	µg	mg	mg	mg	mg	mg
420	74	3	62	6	0,7	0	*	0,17	0,06	0,12	0
531	68	3	32	5	0,2	0	0,1	0,13	0,04	0,11	0
941	204	13	170	*	2,4	*	*	0,10	0,12	*	*
70	288	7	95	15	1,6	*	*	*	*	*	0
*	*	*	*	*	*	*	*	*	*	*	0
9	222	19	171	57	1,4	+	0,3	0,22	0,09	0,28	0
3	125	9	103	33	1,4	0	0,1	0,05	0,04	0,11	0
2	224	11	206	65	2,1	0	0,2	0,15	0,05	0,15	0
2	191	12	192	57	1,5	0	0,7	0,21	0,05	0,15	0
4	178	40	171	65	2,9	*	0,4	0,34	0,09	0,48	+
3	200	35	215	70	2,0	*	0,8	0,33	0,08	0,08	*
4	187	24	208	68	2,7	*	0,8	0,30	0,08	0,08	0
2	87	5	138	62	3,5	*	0,2	0,02	0,06	0,26	0
3	147	4	107	46	0,8	93	1,0	0,18	0,10	0,20	0
1	40	2	37	10	0,5	60	0,4	0,08	0,03	*	0
1	48	2	56	*	0,3	*	0,6	0,06	0,02	*	0
1	60	9	*	24	1,2	25	*	0,22	0,07	*	0
5	119	8	141	60	1,6	*	0,4	0,21	0,05	0,14	0
3	46	12	47	14	1,5	0	0,2	0,22	0,02	*	0
3	55	3	57	16	0,4	0	0,1	0,03	0,02	0,08	0
2	255	19	168	46	1,4	*	1,0	0,18	0,09	0,12	0
1	85	11	63	13	1,1	*	0,3	0,09	0,05	0,06	0
1	149	14	98	25	1,1	21	0,5	0,11	0,06	*	0
1	245	16	177	47	1,1	21	0,5	0,11	0,06	0,15	0

* = es liegen keine Daten vor + = in Spuren ‹ = weniger als

Lebensmittel (verzehrbarer Anteil)	Portionsgröße	Energie und Nährstoffe je Portion					
		Kilokalorien	Kilojoule	Eiweiß	Fett	Kohlenhydrate	Ballaststoffe
	g	kcal	kJ	g	g	g	g
Weizen, Korn	50	149	622	5,3	0,9	29,8	6,7
▪ Grieß	50	164	687	5,4	0,5	34,5	3,6
▪ Mehl, Type 405	50	168	702	5,3	0,5	35,5	2,0
▪ Mehl, Type 1050	50	166	692	5,8	0,9	33,5	2,6
▪ Vollkorn, Type 1700	50	151	631	6,1	1,0	29,9	5,9
▪ Keime, getrocknet	15	48	201	4,3	1,4	4,6	2,7
▪ Speisekleie	15	26	108	2,2	0,7	2,7	6,8
Stärkemehle							
Kartoffelstärke	10	34	141	<0,1	<0,1	8,3	+
Maisstärke	10	35	145	<0,1	<0,1	8,6	+
Weizenstärke	10	35	145	<0,1	<0,1	8,6	+

Backwaren

Brote							
Baguette	50	124	526	3,9	0,7	25,5	1,5
Knäckebrot (1 Scheibe)	10	32	133	1,0	0,2	6,6	1,4
Mehrkornbrot	50	108	452	3,8	0,8	21,4	4,5
Mohnbrötchen	50	132	555	4,2	0,3	25,0	1,7
Pumpernickel	50	93	386	3,7	0,5	18,3	4,7
Roggenbrot	50	110	458	3,4	0,5	22,9	3,3
Roggenmischbrot	50	106	444	3,5	0,6	21,9	3,1
Roggenschrot- und vollkornbrot	50	98	409	3,7	0,6	19,4	4,1
Weißbrot	50	118	493	4,1	0,6	24,0	1,5
Weizenbrötchen (Semmel)	50	137	573	4,4	1,0	27,8	1,5
Weizenmischbrot	50	112	469	3,4	0,6	23,9	2,3
Weizenschrot- und vollkornbrot	50	102	427	3,9	0,5	20,5	4,2
Weizentoastbrot (1 Scheibe)	20	52	235	1,5	0,9	9,6	0,7
Fein- und Dauerbackwaren							
Biskuit (Löffel-) (6 Stück)	30	122	511	2,6	1,5	24,6	+
(0) = praktisch nicht vorhanden							

Mineralstoffe je Portion						Vitamine je Portion					
Natrium	Kalium	Kalzium	Phosphor	Magnesium	Eisen	A	E	B_1	B_2	B_6	C
mg	mg	mg	mg	mg	mg	µg	mg	mg	mg	mg	mg
4	191	17	171	64	1,7	2	0,7	0,23	0,06	0,14	0
1	56	9	44	15	0,5	+	0,4	0,06	0,02	0,05	0
1	54	8	37	*	0,8	+	0,2	0,03	0,02	0,09	0
1	102	12	104	27	1,1	+	0,7	0,22	0,04	0,12	0
1	189	20	175	65	2,4	+	1,1	0,23	0,08	0,23	0
1	149	7	165	43	1,3	1,5	3,7	0,30	0,11	0,60	0
*	*	*	*	*	*	*	*	*	*	*	0
‹1	2	4	‹1	‹1	0,2	0	(0)	+	+	‹0,01	0
‹1	‹1	*	3	‹1	‹0,1	0	(0)	+	‹0,01	+	0
‹1	2	0	*	+	*	0	(0)	0	0	*	0
270	65	9	47	12	0,8	1,5	0,1	0,05	0,05	0,03	0
46	44	6	30	7	0,5	0	0,4	0,02	0,02	0,03	0
262	145	14	135	35	1,1	*	0,5	0,07	0,06	0,10	0
260	72	27	60	20	1,0	1,5	0,2	0,06	0,05	0,06	0
185	169	28	74	40	1,2	*	*	0,03	0,04	0,06	0
262	122	15	59	18	1,3	*	0,6	0,09	0,06	0,10	0
269	93	24	68	15	0,7	*	*	0,09	0,04	0,06	0
264	146	19	99	27	1,0	40	0,6	0,09	0,08	0,15	4
270	65	29	45	12	0,4	*	0,3	0,05	0,03	0,02	0
277	65	14	56	15	0,6	*	*	0,05	0,02	0,02	0
277	89	18	64	20	0,9	*	*	0,07	0,04	0,05	0
224	110	16	98	30	1,0	*	0,4	0,12	0,08	0,04	0
110	32	12	18	5	0,2	*	*	0,02	0,01	0,02	0
15	43	9	55	3	0,4	26	*	0,01	0,04	0,02	*

* = es liegen keine Daten vor   + = in Spuren   ‹ = weniger als

Lebensmittel (verzehrbarer Anteil)	Portionsgröße	Energie und Nährstoffe je Portion					
		Kilokalorien	Kilojoule	Eiweiß	Fett	Kohlen-hydrate	Ballaststoffe
	g	kcal	kJ	g	g	g	g
Butterkeks (5 Stück à 6 g)	30	127	530	2,4	3,0	22,5	0,9
Mandelmakronen (3 kleine)	30	113	472	1,5	7,2	10,5	1,8
Rührkuchen	50	215	903	3,5	9,5	29	*
Russisch Brot	30	116	487	2,0	0,3	26,5	+
Salzstangen, Salzbrezeln	30	104	466	2,9	0,2	22,8	+
Vollkorngebäck							
■ Keks, i. D.	30	132	552	3,0	6,0	16,5	3,0
■ Müslikeks	30	133	556	2,4	5,7	18,0	2,4
■ Vollkornzwieback (1 Stück)	10	36	152	1,7	0,8	5,6	1,0
Weihnachtsstollen, sächsisch	50	173	725	2,9	6,5	25,8	2,0
Zwieback, eifrei (1 Stück)	10	37	154	1,0	0,4	7,3	0,4
Frühstücksflocken							
Cornflakes	30	107	445	2,3	0,2	23,9	1,2
Kleieflocken	30	73	305	3,6	0,9	12,6	9,9
Teigwaren							
Eier-Teigwaren (Nudeln)	60	212	888	7,4	1,7	42	2,0
Nudeln, eifrei	60	217	908	7,5	0,7	45,1	*
Vollkornnudeln	60	206	861	9,0	1,8	38,4	4,8
Verschiedenes							
Bäckerhefe	10	8	33	1,7	0,1	0	*
Bierhefe (getrocknet)	10	23	96	4,8	0,4	0	*

Hülsenfrüchte, Samen und Nüsse

Hülsenfrüchte							
Bohnen, weiß	75	179	750	17,6	1,1	24,8	15,5
Erbsen	75	203	851	17,2	1,1	30,9	12,5
Kichererbsen	75	230	962	15,0	4,4	33,2	11,6
Linsen	75	203	847	17,6	1,1	30,5	12,8
Saubohnen	75	232	971	17,9	1,5	36,7	16,5

Mineralstoffe je Portion						Vitamine je Portion					
Natrium	Kalium	Kalzium	Phosphor	Magnesium	Eisen	A	E	B_1	B_2	B_6	C
mg	mg	mg	mg	mg	mg	µg	mg	mg	mg	mg	mg
116	42	14	33	7	0,5	41	*	0,01	0,03	0,02	+
18	129	35	63	28	0,6	1	*	0,02	0,12	0,01	*
35	59	20	58	10	0,6	62	*	0,02	0,05	0,03	+
14	*	*	*	*	*	*	*	*	*	*	*
537	37	44	*	*	0,2	*	*	‹0,01	0,01	*	0
*	*	*	*	*	*	*	*	*	*	*	*
*	*	*	*	*	*	*	*	*	*	*	*
*	*	*	*	*	*	*	*	*	*	*	*
*	*	*	*	*	*	*	*	*	*	*	*
27	16	4	13	2	0,2	*	*	*	*	0,01	*
281	36	4	18	4	0,6	8	0,05	0,02	+	+	+
*	300	21	300	44	*	*	3,6	0,42	0,48	1,8	23
10	131	14	92	25	1,8	36	0,1	0,10	0,04	0,04	0
3	*	13	99	*	0,9	0	*	0,05	0,04	*	*
19	99	15	103	32	2,3	*	*	0,19	0,08	0,12	*
3	64	2	48	3	0,4	+	*	0,14	0,23	0,07	+
8	141	5	190	23	1,8	+	*	1,20	0,40	0,44	+
3	1003	85	320	105	4,6	50	0,2	0,38	0,15	0,31	2
20	706	38	281	89	3,8	10	*	0,57	0,20	0,1	1
19	567	93	249	97	4,6	23	*	0,38	0,10	0,41	4
5	628	49	309	97	6,0	13	*	0,36	0,20	0,44	*
*	*	*	*	*	*	*	*	*	*	*	*

* = es liegen keine Daten vor   + = in Spuren   ‹ = weniger als

Lebensmittel (verzehrbarer Anteil)	Portionsgröße	Energie und Nährstoffe je Portion					
		Kilokalorien	Kilojoule	Eiweiß	Fett	Kohlen-hydrate	Ballaststoffe
	g	kcal	kJ	g	g	g	g
Sojabohnen	75	248	1034	26,2	13,7	4,7	16,5
Sojakäse (Tofu)	75	64	267	6,6	3,6	1,4	0,4
Sojamehl, vollfett	10	35	145	3,7	2,1	0,3	1,9
Sojasprossen	75	37	154	3,8	0,9	3,5	0,8
Sojafleisch, trocken, i. D.	40	100	417	17,6	0,9	5,4	8,4
Sojawurst, i. D.	30	94	393	3,8	8,2	1,3	0,5
Samen und Nüsse							
Cashewnuss	30	171	716	5,2	12,7	9,2	0,9
Erdnuss	30	169	708	7,6	14,4	2,3	3,5
▪ geröstet	30	176	734	7,7	14,8	2,8	3,4
Haselnuss	30	193	809	3,6	18,5	3,2	2,5
Kastanien, Maronen	100	196	818	3,4	1,9	41,2	8,4
Kokosnuss	30	109	456	1,2	11,0	1,4	2,7
Kokosnussmilch	100	9	36	0,3	0,2	*	*
Kokosraspel	30	182	761	1,7	18,6	1,9	7,2
Leinsamen, ungeschält	10	38	157	2,4	3,1	*	3,9
Mandel	30	175	732	5,6	16,2	1,6	4,1
Paranuss	30	201	841	4,1	20,0	1,1	2,0
Pinienkerne	30	202	846	3,9	18,0	6,2	0,3
Pistazienkerne	30	178	746	6,2	15,5	3,5	3,2
Sesamsamen	10	57	237	1,8	5,0	1,0	1,1
Sonnenblumenkerne, geschält	30	174	728	6,8	14,7	3,7	1,9
Walnuss	30	199	832	4,3	18,8	3,2	1,8

Gemüse und Gemüseprodukte

Artischocke, roh	200	44	182	4,8	0,2	5,2	21,6
Aubergine, roh	200	34	144	2,4	0,4	5,0	5,6
Bambussprossen, roh	75	13	54	1,9	0,2	0,8	*
Bleichsellerie (Stauden-), roh	200	30	128	2,4	0,4	4,4	5,2

Mineralstoffe je Portion						Vitamine je Portion					
Natrium	Kalium	Kalzium	Phosphor	Magnesium	Eisen	A	E	B$_1$	B$_2$	B$_6$	C
mg	mg	mg	mg	mg	mg	µg	mg	mg	mg	mg	mg
4	1349	151	413	165	5,0	47	1,1	0,75	0,38	0,7	0
3	71	65	74	74	4,1	3	0,4	0,06	0,04	0,04	0
1	187	20	55	25	1,2	1,4	0,05	<0,01	<0,01	<0,01	*
22	176	24	56	14	0,6	3	0,1	0,15	0,09	*	10
*	840	100	260	120	4,4	2	5,2	0,44	0,12	*	0
154	91	14	33	7	0,5	15	1,4	0,02	0,09	*	1
5	166	9	113	81	0,3	3	0,24	0,19	0,08	*	*
3,3	198	12	102	49	0,5	+	3,1	0,27	0,05	0,13	0
2	233	20	123	54	0,7	33	3,0	0,08	0,04	0,12	0
<1	189	68	99	45	1,1	1	8,0	0,12	0,06	0,14	1
2	707	33	87	45	1,4	4	1,2	0,23	0,22	0,35	27
11	114	6	28	12	0,7	*	0,2	0,02	0,01	0,02	1
47	282	27	33	28	0,1	0	*	+	+	0,03	2
8	225	7	48	27	1,1	*	0,03	<0,01	0,18	*	*
6	73	20	66	*	1	*	*	0,02	0,01	*	*
6	251	76	136	51	1,2	7	7,6	0,07	0,18	0,05	0
<1	193	39	202	48	1,0	1	2,3	0,30	0,01	0,03	1
*	*	4	182	*	1,6	2	*	0,39	0,07	*	*
*	306	39	150	48	2,2	7,5	1,6	0,21	0,06	*	2
5	46	78	61	35	1,0	*	*	0,08	0,03	0,08	*
1	218	30	185	126	1,9	*	6,5	0,57	0,04	0,18	*
<1	171	26	123	41	0,6	3	1,8	0,11	0,03	0,26	1
94	700	106	260	52	3,0	34	0,4	0,28	0,02	*	16
6	448	26	42	22	0,8	14	0,06	0,08	0,08	0,16	10
5	353	11	41	*	0,5	2	*	0,10	0,06	*	5
264	688	160	96	24	0,4	236	*	0,10	0,16	0,18	14

* = es liegen keine Daten vor   + = in Spuren   < = weniger als

Lebensmittel (verzehrbarer Anteil)	Portionsgröße	Energie und Nährstoffe je Portion					
		Kilokalorien	Kilojoule	Eiweiß	Fett	Kohlenhydrate	Ballaststoffe
	g	kcal	kJ	g	g	g	g
Blumenkohl, roh	200	44	186	5,0	0,6	4,6	5,8
▪ tiefgefroren	200	44	186	3,6	0,4	6,6	2,0
Bohnen, grün, roh	200	66	274	4,8	0,4	10,2	3,8
▪ in Dosen, Gesamtinhalt	150	33	138	1,8	0,2	5,9	1,5
Brokkoli, roh	200	52	216	6,6	0,4	5,0	6,0
Brunnenkresse, roh	10	2	8	0,2	<0,1	0,2	0,2
Chicorée, roh	50	8	35	0,7	0,1	1,2	0,7
Chinakohl, roh	200	24	104	2,4	0,6	2,4	3,8
Eisbergsalat	50	12	27	0,3	0,1	1,0	0,3
Endivie, roh	50	7	30	0,9	0,1	0,6	0,6
Erbsen, grün, roh	200	140	586	11,6	1,0	21,2	10,4
▪ in Dosen, abgetropft	150	72	303	5,4	0,6	7,2	6,0
Feldsalat, roh	50	7	29	0,9	0,2	0,4	0,8
Fenchel, roh	200	48	197	4,8	0,6	5,6	8,4
Grünkohl (Braunkohl), roh	200	74	306	8,6	1,8	5,0	8,4
Gurken, roh	200	24	102	1,2	0,4	3,6	1,0
▪ Salz-Dill-Gurken	100	30	126	1,0	0,2	2,5	0,4
Kartoffeln, roh	250	170	713	5,0	0,3	37,0	5,3
Knollensellerie, roh	200	38	156	3,2	0,6	4,6	8,4
Kohlrabi, roh	200	46	194	3,8	0,2	7,4	2,8
Kohlrübe, roh	200	58	244	2,4	0,4	11,4	5,8
Kopfsalat, roh	50	6	24	0,6	0,1	0,6	0,7
Kürbis, roh	200	50	206	2,2	0,2	9,2	4,4
Löwenzahnblätter, roh	50	14	56	1,5	0,3	1,2	1,5
Mangold, roh	200	28	116	4,2	0,6	1,4	4,0
Meerrettich, roh	10	6,3	26,3	0,3	+	1,2	0,4
Möhren (Karotten), roh	200	52	216	2,0	0,4	9,6	7,2
▪ in Dosen	150	21	89	0,9	0,5	3,0	2,4
Paprikafrüchte, grün, roh	200	38	156	2,2	0,4	5,8	7,2

Mineralstoffe je Portion						Vitamine je Portion					
Natrium	Kalium	Kalzium	Phosphor	Magnesium	Eisen	A	E	B₁	B₂	B₆	C
mg	mg	mg	mg	mg	mg	µg	mg	mg	mg	mg	mg
32	656	44	108	34	1,2	4	0,2	0,20	0,22	0,40	138
26	474	32	108	*	1,2	4	*	0,12	0,12	*	92
4	486	112	76	52	1,6	106	0,2	0,16	0,22	0,56	38
373	222	51	36	30	2,0	50	0,1	0,11	0,06	0,05	6
38	558	116	164	48	1,6	100	1,6	0,20	0,40	0,56	230
1	28	18	6	3	0,3	82	*	0,01	0,02	*	9
2	96	13	13	7	0,4	286	*	0,03	0,02	0,02	5
38	288	80	60	22	1,2	46	*	0,06	0,08	0,24	52
1	80	10	9	3	0,2	37	0,3	0,06	+	*	8
27	173	27	27	5	0,7	91	*	0,03	0,05	*	5
2	680	52	200	60	3,8	120	*	0,64	0,30	*	50
333	225	30	93	30	2,3	65	*	0,15	0,09	0,08	14
2	210	16	25	7	1,0	332	0,3	0,04	0,04	0,13	18
172	988	218	102	98	5,4	1566	*	0,46	0,22	0,20	186
88	980	424	174	62	3,8	2894	3,4	0,20	0,40	0,50	210
16	320	30	46	16	‹0,1	130	0,2	0,04	0,06	0,08	16
960	*	30	30	*	1,6	*	*	+	0,02	*	2
8	1028	15	125	50	1,1	3	+	2,5	0,13	0,75	43
154	828	100	148	28	1,0	6	1,0	0,08	0,14	0,40	16
60	644	136	102	86	1,0	4	*	0,10	0,10	0,14	126
20	454	94	62	22	1,0	34	*	0,10	0,14	0,40	66
4	86	10	11	5	0,2	123	0,3	0,03	0,04	0,03	7
2	608	44	88	16	1,6	1666	2,2	0,10	0,14	0,20	24
38	241	79	35	18	1,6	650	1,3	0,10	0,09	*	34
180	752	206	78	*	5,4	1176	*	0,18	0,32	*	78
1	63	11	9	3	0,1	*	*	0,01	0,01	0,02	11
120	640	82	72	34	0,8	3400	1,0	0,14	0,10	0,60	14
318	260	36	33	*	1,1	1500	*	0,03	0,03	0,03	5
4	354	20	58	24	0,8	360	5,0	0,10	0,80	0,48	240

* = es liegen keine Daten vor   + = in Spuren   ‹ = weniger als

Lebensmittel (verzehrbarer Anteil)	Portionsgröße	Energie und Nährstoffe je Portion					
		Kilokalorien	Kilojoule	Eiweiß	Fett	Kohlen-hydrate	Ballaststoffe
	g	kcal	kJ	g	g	g	g
Petersilie, roh	10	5	21	0,4	+	0,7	0,4
Porree (Lauch), roh	200	50	206	4,4	0,6	6,6	4,6
Rettich, roh	200	30	128	2,2	0,4	4,8	5,0
Rhabarber, roh	200	26	112	1,2	0,2	2,8	6,4
Rosenkohl, roh	200	72	302	9,0	0,6	6,6	8,8
Rote Rübe (Bete), roh	200	82	341	3,0	0,2	16,8	5,0
▪ Saft	125	45	190	1,3	+	10,0	*
Rotkohl, roh	200	44	180	3,0	0,4	7,0	5,0
Sauerkraut, abgetropft, roh	200	34	140	3,0	0,6	1,6	4,4
Schwarzwurzel, roh	200	32	134	2,8	0,8	3,2	34,0
Spargel, roh	200	36	148	3,8	0,4	4,0	2,6
▪ in Dosen	150	20	78	2,9	0,2	1,5	2,0
Spinat, roh	200	32	136	5,4	0,6	1,2	5,2
▪ tiefgefroren	200	28	118	4,6	0,6	1,0	4,6
Tomaten, roh	200	34	146	2,0	0,4	5,2	2,0
▪ Mark, gesalzen	30	12	49	0,7	0,2	1,7	0,2
▪ Saft	125	21	90	1,0	0,1	3,6	0,1
Weißkohl, roh	200	50	208	2,8	0,4	8,4	6,0
Wirsing, roh	200	50	210	6,0	0,8	4,8	5,0
Zucchini, roh	200	38	158	3,2	0,8	4,4	2,2
Zuckermais, roh	200	172	722	6,0	2,4	31,6	8,0
▪ in Dosen	150	165	692	4,8	2,3	31,5	3,0
Zwiebel, roh	50	14	57	0,6	0,2	2,5	0,9

Pilze

Austernpilze	200	22	94	4,6	0,4	+	11,8
Champignons (Zucht-)	200	32	132	5,4	0,6	1,2	4,0
▪ in Dosen	200	40	168	6,8	1,0	1,0	4,0
Pfifferlinge	200	30	126	4,8	1,0	0,4	9,4

Mineralstoffe je Portion						Vitamine je Portion					
Natrium	Kalium	Kalzium	Phosphor	Magnesium	Eisen	A	E	B₁	B₂	B₆	C
mg	mg	mg	mg	mg	mg	µg	mg	mg	mg	mg	mg
3	81	18	9	4	0,6	100	0,4	0,01	0,03	0,02	17
10	534	126	92	36	2,0	22	1,0	0,18	0,14	0,52	52
36	864	80	60	36	1,6	4	*	0,06	0,06	0,12	58
4	540	104	48	26	1,0	10	0,6	0,04	0,06	0,08	20
18	900	62	168	44	2,2	188	1,2	0,26	0,26	0,60	224
116	814	58	90	50	1,8	4	0,1	0,06	0,08	0,10	20
250	303	3	36	*	*	*	*	*	*	*	4
22	534	70	64	36	1,0	16	3,4	0,14	0,10	0,30	100
710	576	96	86	28	1,2	6	*	0,06	0,10	0,40	40
10	640	106	152	46	6,6	6	12,0	0,22	0,06	*	8
8	406	52	92	36	1,4	+	4,2	0,22	0,21	0,12	40
533	156	26	57	9	1,4	+	*	0,09	0,12	0,05	23
130	1108	234	110	116	8,2	1098	2,8	0,20	0,40	0,40	102
80	640	240	90	92	4,2	1000	*	0,18	0,32	*	58
6	484	18	36	28	0,6	228	1,6	0,12	0,08	0,20	50
177	348	18	10	10	*	62	*	0,03	0,02	*	3
6	288	19	19	12	0,8	188	*	0,06	0,05	0,14	21
26	510	90	72	28	1,0	8	3,4	0,10	0,10	0,20	94
18	472	128	110	24	1,0	1566	3,0	0,10	0,14	0,40	100
6	354	60	50	36	3,0	74	*	0,40	0,18	0,24	32
+	600	4	166	54	1,0	24	0,2	0,30	0,24	0,40	24
314	345	*	*	*	*	*	0,2	*	*	*	*
2	81	16	17	6	0,2	1	0,1	0,02	0,02	0,07	5
12	508	24	134	26	2,5	*	*	0,40	0,60	0,18	+
16	780	20	240	26	2,2	4	0,2	0,20	0,90	0,12	8
638	242	38	138	30	1,6	*	*	0,04	0,44	0,12	4
6	734	8	112	28	13,0	434	0,2	0,04	0,46	*	12

* = es liegen keine Daten vor   + = in Spuren   ‹ = weniger als

Lebensmittel (verzehrbarer Anteil)	Portionsgröße	Energie und Nährstoffe je Portion					
		Kilokalorien	Kilojoule	Eiweiß	Fett	Kohlen-hydrate	Ballaststoffe
	g	kcal	kJ	g	g	g	g
■ in Dosen	200	30	126	4,2	1,4	0,4	9,4
Steinpilze	200	54	226	10,8	0,8	1,0	12,0

Obst und Obstprodukte[a]

Ananas, roh	150	84	348	0,8	0,3	18,6	1,5
■ in Dosen	150	99	416	0,6	0,3	23,0	1,5
■ Saft	200	106	440	0,8	0,2	24,0	+
Apfel, ungeschält, roh	150	81	336	0,5	0,9	17,1	3,0
■ Mus	150	119	492	0,3	0,2	28,8	3,0
■ Saft	200	114	416	0,2	+	23,4	+
Apfelsine (Orange), roh	150	63	266	1,5	0,3	12,5	2,4
■ Saft, frisch gepresst	200	92	384	1,4	0,4	18,8	*
Aprikose, roh	150	65	270	1,4	0,2	12,8	2,3
■ getrocknet	35	84	351	1,8	0,2	16,8	3,0
■ in Dosen	150	107	447	0,9	0,2	25,5	3,0
■ Nektar, 40 % Fruchtanteil	200	120	500	0,6	0,2	28,8	*
Avocado, roh	150	332	1385	2,9	35,3	0,6	9,5
Banane, roh	150	132	554	1,8	0,3	30,0	2,7
■ getrocknet	35	114	477	1,5	0,3	26,3	4,2
Birne, roh	150	83	347	0,8	0,5	18,6	5,0
■ in Dosen	150	101	422	0,5	0,3	24,0	3,0
Brombeeren, roh	150	66	275	1,8	1,5	9,3	4,8
Dattel, getrocknet	35	97	406	0,7	0,2	22,8	3,2
Erdbeeren, roh	150	48	201	1,2	0,6	8,3	2,4
■ in Dosen	150	116	480	0,9	0,3	27,2	1,5
■ tiefgefroren	150	50	206	1,2	0,6	9,8	3,0
Feige, getrocknet	35	86	361	1,4	0,5	18,9	4,5
Grapefruit, roh	150	57	237	0,9	0,3	11,1	2,4
■ Saft, ungesüßt	200	94	394	1,0	0,2	20,2	*

[a] = Energie und verwertbare Kohlehydrate variabel, je nach Zuckerzusatz

| Mineralstoffe je Portion | | | | | | Vitamine je Portion | | | | | |
Natrium	Kalium	Kalzium	Phosphor	Magnesium	Eisen	A	E	B₁	B₂	B₆	C
mg	mg	mg	mg	mg	mg	µg	mg	mg	mg	mg	mg
330	310	10	66	12	2,0	434	*	*	*	0,08	6
12	682	8	170	24	2,0	*	0,4	0,06	0,74	*	6
3	258	24	14	26	0,6	15	0,2	0,12	0,05	0,12	30
1,5	185	24	9	26	0,3	5	*	0,12	0,03	0,11	11
2	298	24	18	24	1,4	16	*	0,10	0,04	*	18
5	183	11	18	9	0,8	9	0,8	0,06	0,05	0,15	18
3	171	6	9	15	0,6	9	*	0,02	0,03	0,09	3
4	218	14	16	8	0,6	14	*	0,04	0,06	0,20	2
2	248	63	33	21	0,6	5	0,5	0,14	0,06	0,15	75
2	286	22	32	24	0,4	24	*	0,14	0,04	0,10	104
3	420	26	33	14	0,9	204	0,8	0,06	0,08	0,11	15
4	478	29	39	18	1,5	2030	*	+	0,04	0,06	4
20	257	17	23	14	1,1	197	*	0,03	0,03	0,08	6
+	302	18	24	*	0,4	210	*	0,02	0,02	*	6
5	731	15	57	44	0,9	18	2,0	0,12	0,23	0,80	20
2	573	12	41	46,5	0,5	8	0,5	0,08	0,09	0,56	17
1	517	11	36	*	1,0	5	*	0,07	0,07	*	2
3	192	14	20	12	0,3	3	0,6	0,05	0,06	0,03	8
6	98	9	12	6	0,6	3	*	0,02	0,03	0,02	3
3	270	66	45	45	1,4	33	1,1	0,05	0,06	0,08	26
12	227	21	21	18	0,7	9	*	0,01	0,03	0,05	1
3	221	36	39	23	1,5	5	0,2	0,05	0,09	0,09	93
12	144	11	38	33	2,9	*	*	0,02	0,05	0,05	45
3	234	36	38	23	1,5	20	0,3	0,05	0,09	*	90
13	298	67	38	25	1,1	3	*	0,04	0,04	0,04	1
3	222	36	24	15	0,6	147	0,5	0,08	0,05	0,05	66
2	298	16	26	16	1,0	*	*	0,06	0,04	0,02	70

* = es liegen keine Daten vor   + = in Spuren   < = weniger als

Lebensmittel (verzehrbarer Anteil)	Portionsgröße	Energie und Nährstoffe je Portion					
		Kilokalorien	Kilojoule	Eiweiß	Fett	Kohlenhydrate	Ballaststoffe
	g	kcal	kJ	g	g	g	g
Heidelbeeren, roh	150	56	231	1,1	0,9	9,2	7,4
■ in Dosen, Gesamtinhalt	150	110	461	1,4	0,8	24,0	4,5
■ Kulturheidelbeeren, tiefgefroren	150	125	524	1,1	0,8	28,5	7,5
Himbeeren, roh	150	50	210	2,0	0,5	7,2	7,1
■ in Dosen, gesüßt	150	105	441	1,1	0,5	24,0	6,0
Holunderbeeren, schwarz, roh	150	81	342	3,9	2,6	9,8	9,8
Honigmelone, roh, Fruchtfleisch	150	81	342	1,4	0,2	18,6	1,1
Johannisbeeren, rot	150	50	204	1,7	0,3	7,2	5,3
■ schwarz	150	59	246	2,0	0,3	9,2	10,2
■ weiß	150	45	191	1,4	+	10,1	4,5
■ Nektar, rot	200	122	448	0,8	+	24,8	*
■ Nektar, schwarz	200	128	472	0,8	+	26,0	*
Kaki, roh	150	105	440	0,9	0,5	24,0	3,8
Kaktusfeige, roh	150	57	240	1,2	1,1	10,7	7,5
Kirschen, süß, roh[a]	150	95	393	1,4	0,5	20,0	2,0
■ sauer, roh[a]	150	80	333	1,4	0,8	14,9	1,5
Kiwi, roh	150	75	314	1,4	0,9	13,7	3,2
Litschi, roh	150	113	473	1,4	0,5	25,5	2,4
Mandarine, roh	150	69	288	0,9	0,5	15,3	3,0
Mango, roh	150	86	360	0,8	0,8	19,2	2,6
Mirabelle, roh[a]	150	101	423	1,1	0,3	22,5	1,4
Nektarine, roh, ohne Stein	150	80	335	1,4	*	18,6	3,0
Olive, grün, mariniert, 5 Stück	25	35	144	0,4	3,5	0,5	0,6
Papaya, roh	150	56	233	0,9	0,2	10,7	2,9
Pfirsich, roh	150	63	261	1,2	0,2	13,4	2,9
■ in Dosen, Gesamtinhalt	150	104	434	0,6	0,2	24,8	1,7
Pflaume, roh[a]	150	74	305	0,9	0,3	15,3	2,4
Preiselbeeren, roh	150	53	218	0,5	0,8	9,3	4,4
■ in Dosen, gesüßt, 1 EL	25	46	191	0,1	0,1	11,1	0,5

[a] = mindestens 85 % der Ware ist verzehrbar

Mineralstoffe je Portion						Vitamine je Portion					
Natrium	Kalium	Kalzium	Phosphor	Magnesium	Eisen	A	E	B₁	B₂	B₆	C
mg	mg	mg	mg	mg	mg	µg	mg	mg	mg	mg	mg
2	117	15	20	3	1,4	3	4,1	0,03	0,03	0,09	33
6	89	18	24	6	3,9	3	*	0,02	0,03	0,03	12
2	105	15	17	*	1,2	15	*	0,05	0,09	*	11
2	300	60	66	45	1,5	6	1,4	0,05	0,11	0,12	38
11	138	27	20	20	2,7	*	*	0,02	0,09	0,06	8
1	455	56	86	*	2,4	90	*	0,11	0,11	0,38	27
30	495	9	32	15	0,3	1175	0,2	0,09	0,03	*	48
2	386	44	41	20	1,4	3	1,1	0,06	0,05	0,08	54
2	465	65	60	26	2,0	5	3,0	0,08	0,08	0,12	266
3	402	45	35	14	1,5	*	*	0,12	0,03	*	53
+	220	14	14	*	0,6	8	*	+	+	*	12
10	196	30	20	*	0,6	8	*	+	+	*	60
6	255	12	38	12	0,5	399	*	0,03	0,03	*	24
*	135	42	42	*	0,5	14	*	0,02	0,05	*	38
5	344	26	30	17	0,6	9	0,2	0,06	0,06	0,08	23
3	171	12	29	12	0,8	108	0,15	0,08	0,09	*	18
6	471	60	47	36	1,2	11	*	0,03	0,08	*	69
4,5	273	12	45	15	0,6	*	*	0,75	0,75	*	59
3	225	50	29	17	0,5	71	0,5	0,09	0,05	0,03	48
8	255	15	20	27	0,6	308	1,5	0,08	0,06	*	56
+	345	18	50	23	0,8	63	*	0,09	0,06	*	11
14	405	6	36	20	0,8	110	*	0,03	0,08	*	12
525	12	24	4	5	0,4	12	*	0,01	0,02	0,01	0
5	317	32	24	62	0,6	240	*	0,05	0,06	*	120
2	291	12	32	14	0,8	23	1,5	0,05	0,08	0,05	15
5	155	6	20	8	0,5	*	*	0,02	0,03	0,03	6
3	266	12	27	15	0,6	20	1,2	0,11	0,06	0,08	8
3	116	21	15	9	0,8	6	1,5	0,03	0,03	0,02	18
4	17	3	3	2	0,7	*	*	*	*	*	*

* = es liegen keine Daten vor   + = in Spuren   < = weniger als

Lebensmittel (verzehrbarer Anteil)	Portionsgröße	Energie und Nährstoffe je Portion					
		Kilokalorien	Kilojoule	Eiweiß	Fett	Kohlen-hydrate	Ballaststoffe
	g	kcal	kJ	g	g	g	g
Quitte, roh	150	57	239	0,6	0,8	11,0	9,0
Reineclaude, roh	150	84	354	1,2	*	18,5	3,5
Rosinen	35	102	428	0,9	0,2	24	1,8
Stachelbeeren, roh	150	56	233	1,2	0,3	10,7	4,5
Wassermelone	150	56	234	0,9	0,3	12,5	0,3
Weintrauben, roh	150	101	423	1,1	0,5	22,8	2,3
▪ Saft	200	136	572	0,4	+	33,2	*
Zitrone, roh, geschält	50	18	75	0,4	0,3	1,6	2,2

Getränke

Alkoholfreie Getränke							
Cola	330	142	601	+	*	36,0	*
Fruchtsaftgetränke	200	98	412	*	*	24,0	*
Kalorienarme Erfrischungsgetränke							
▪ Orange, 8 % Saftgehalt	200	18	76	+	+	4,0	*
▪ Orange, 30 % Saftgehalt	200	24	100	0,4	+	5,6	*
▪ Zitrone, 5 % Saftgehalt	200	14	58	+	+	3,0	*
Limonade	200	98	412	*	*	24,0	*
Alkoholische Getränke							
Alkoholfreies Schankbier (0,04–0,6°)[a]	250	63	263	0,8	0	13,5	*
Altbier (5°)[a]	250	108	450	1,3	0	*	*
Apfelwein (5°)	200	90	378	+	*	5,2	*
Bockbier, hell, untergärig (7°)[a]	250	155	648	1,8	0	*	0
Branntwein (32°)	20	23	149	*	*	*	*
Dessertweine (16–18°)	50	80	336	0,1	*	7,5	*
Diät-Vollbier (5°)[a]	250	83	350	1,0	0	*	0
Doppelbockbier, dunkel (8°)[a]	250	173	723	2,0	0	0	0
Exportbier, hell (5°)[a]	250	118	488	1,3	0	*	0

[a] = Quelle: Prof. Dr. A. Piendl, Volumenprozent Alkohol auf der Basis von g/100 g

Mineralstoffe je Portion						Vitamine je Portion					
Natrium	Kalium	Kalzium	Phosphor	Magnesium	Eisen	A	E	B$_1$	B$_2$	B$_6$	C
mg	mg	mg	mg	mg	mg	µg	mg	mg	mg	mg	mg
3	275	15	29	12	0,9	9	*	0,05	0,05	*	21
2	365	20	38	15	1,7	45	*	*	*	*	9
7	274	28	39	14	0,8	1,8	*	0,03	0,02	0,04	0,4
2	305	43,5	45	23	0,9	18	0,9	0,03	0,03	0,03	51
2	171	12	17	5	0,6	57	*	0,08	0,08	0,11	9
3	288	18	30	14	0,8	2	1,1	0,08	0,05	0,11	6
6	296	24	24	18	0,8	*	*	0,08	0,04	0,04	2
2	85	6	8	14	0,3	+	*	0,03	0,01	0,03	27
13	3	13	20	3	*	0	*	*	*	*	*
*	*	*	*	*	*	*	*	*	*	*	*
*	*	*	*	*	*	*	*	*	*	*	*
*	*	*	*	*	*	*	*	*	*	*	*
*	*	*	*	*	*	*	*	*	*	*	*
*	*	*	*	*	*	*	*	*	*	*	*
7,5	100	13	50	18	+	0	0	+	0,05	0,10	0
*	123	10	73	28	+	0	0	+	0,13	*	0
2	240	20	14	10	1,0	*	*	*	*	*	*
8	180	10	125	30	+	0	0	+	0,10	*	0
+	*	*	*	*	*	*	*	*	*	*	*
1	50	5	5	4	0,3	*	*	*	*	*	*
10	113	10	78	25	+	0	0	+	0,08	*	0
5	198	8	128	33	+	0	0	+	0,15	*	0
5	128	8	90	25	+	0	0	+	0,10	*	0

* = es liegen keine Daten vor   + = in Spuren

Lebensmittel (verzehrbarer Anteil)	Portionsgröße	Energie und Nährstoffe je Portion					
		Kilokalorien	Kilojoule	Eiweiß	Fett	Kohlen-hydrate	Ballaststoffe
	g	kcal	kJ	g	g	g	g
Fruchtwein (8–10°)	50	37	156	+	*	2,5	*
Kölschbier (5°)[a]	250	105	440	1,0	0	*	0
Lagerbier (Vollbier), hell (5°)[a]	250	108	445	1,3	0	*	0
Liköre (30°)	20	33	139	*	*	6,0	0
Malzbier (0,04–0,6°)[a]	200	96	398	0,8	0	*	0
Obstbranntwein (40–45°)	20	50	197	*	*	*	0
Pilsener Lagerbier (5°)[a]	250	108	433	1,3	+	7,8	0
Qualitätswein, weiß (10–12°)	125	88	368	0,1	*	3,3	0
▪ rot (10–12°)	125	84	348	0,3	*	3,3	0
Sekt (11–12°)	100	83	349	0,1	*	5,0	0
Tafelwein, weiß (9–10°)	125	81	341	0,1	*	3,1	0
Weinbrand (38°)	20	48	201	*	*	0,4	0
Weizenvollbier, hefefrei (5°)[a]	250	115	475	1,3	0	*	0
▪ hefehaltig (5°)[a]	250	115	475	1,3	0	*	0
Whisky (43°)	20	49	207	*	*	+	0

Süßwaren

Bienenhonig, i. D.	20	65	273	0,1	0	16,2	+
Bonbon, Milchkaramell	10	39	165	+	+	8,0	0
Gummibärchen, 18 Stück	30	98	413	1,8	*	22,8	*
Kakaopulver, schwach entölt, 1 TL	5	17	71	1,0	1,2	0,6	1,5
Konfitüre, i. D.	20	53	224	0,1	+	13,2	0,6
Marzipan	30	148	619	2,4	7,5	17,7	0,3
Nougat	30	150	628	1,5	7,2	19,8	+
Nuss-Nougat-Creme	20	107	446	0,9	6,3	11,7	*
Schokolade, halbbitter	30	152	637	1,6	9,0	16,2	+
Vollmilchschokolade	30	159	666	2,8	9,0	16,8	+
▪ mit Haselnüssen (20 %)	30	167	701	2,9	10,9	14,3	*
Zucker	10	40	168	0	0	10,0	*

[a] = Quelle: Prof. Dr. A. Piendl, Volumenprozent Alkohol auf der Basis von g/100 g

Mineralstoffe je Portion						Vitamine je Portion					
Natrium	Kalium	Kalzium	Phosphor	Magnesium	Eisen	A	E	B₁	B₂	B₆	C
mg	mg	mg	mg	mg	mg	µg	mg	mg	mg	mg	mg
1	50	5	3	*	0,3	*	*	*	*	*	*
15	120	10	65	23	+	0	0	+	0,08	*	0
5	115	5	80	20	+	0	0	+	0,08	*	0
*	*	*	*	*	*	*	*	*	*	*	*
14	54	8	34	14	0,2	0	0	+	0,06	*	0
*	*	*	*	*	*	*	*	*	*	*	*
8	125	10	78	25	+	0	0	+	0,08	0,15	0
3	103	13	19	13	0,8	0	*	+	0,01	0,03	*
4	113	13	13	11	1,1	0	+	+	0,03	0,03	3
3	70	10	10	8	0,5	*	*	*	*	*	*
1	113	7,5	13	10	0,6	*	*	*	*	*	*
1	+	*	*	*	*	*	*	*	*	*	*
8	123	8	78	25	+	0	0	+	0,10	*	0
5	110	8	80	20	+	0	0	+	0,10	*	0
+	+	+	+	+	*	*	*	*	*	*	*
1	9	1	4	1	0,2	*	+	0,01	0,01	*	‹1
*	*	*	*	*	*	*	*	*	*	*	*
*	*	*	*	*	*	*	*	*	*	*	*
1	96	6	33	21	0,6	+	‹0,1	‹0,01	0,02	‹0,01	0
2	3	2	3	2	+	*	*	+	+	*	‹1
15	63	13	66	36	0,6	0	*	0,03	0,14	0,02	1
1	47	23	38	20	0,9	0	2,5	0,04	0,02	*	‹1
9	88	26	40	12	0,8	15	*	*	0,04	0,03	*
6	135	18	66	45	0,9	+	0,6	0,02	0,02	*	0
17	140	74	71	21	0,9	16	0,6	0,03	0,11	*	+
24	132	72	75	20	0,9	+	2,1	0,05	0,10	*	‹1
+	‹1	‹1	+	+	+	0	0	0	0	0	0

* = es liegen keine Daten vor + = in Spuren ‹ = weniger als

Lebensmittel (verzehrbarer Anteil)	Portionsgröße	Energie und Nährstoffe je Portion					
		Kilokalorien	Kilojoule	Eiweiß	Fett	Kohlen-hydrate	Ballaststoffe
	g	kcal	kJ	g	g	g	g

Süßspeisen[a]

1. Cremespeisen ohne Kochen							
Fruchtcreme, verzehrfertig	125	136	573	3,8	3,8	21,9	*
Schokoladencreme, verzehrfertig	125	180	756	3,8	7,5	24,4	*
Vanillecreme, verzehrfertig	125	174	730	3,8	6,9	24,4	*
2. Puddinge und Saucen							
Götterspeise, verz. mit Wasser	125	75	314	1,8	0	17,0	*
Rote Grütze, verz. mit Wasser	125	106	439	0	0	26,3	*
Schokopud., verz. mit Milch	125	159	666	3,8	4,4	26,3	*
Vanille-, Mandel-, Sahne-pudding, verzehrfertig mit Milch	125	131	551	3,6	4,1	20,0	*
Vanillesauce, verz. mit Milch	125	121	509	3,8	4,3	17,5	*
3. Speiseeis							
Fruchteis	75	60	252	+	+	15,0	*
Milchspeiseeis	75	95	398	3,8	2,3	15,0	*
Rahm-, Sahneeis	75	165	694	1,5	12,8	11,3	*
Softeis	75	86	362	2,3	2,3	14,3	*

Fertiggerichte

Gemüsezubereitungen[a]							
1. Tiefkühlkost							
Apfelrotkohl	150	98	411	2,1	2,6	16,5	*
Brokkoli-Sahne-Gratin	150	143	594	7,5	9,0	9,0	*
Dicke Bohnen in Rahmsauce	150	115	488	10,0	0,8	17,0	*
Leipziger Allerlei mit Butter	150	84	358	5,9	+	14,3	*
Rahmporree	150	96	403	2,9	6,0	7,8	*
Rahmspinat	150	95	396	5,0	5,1	7,2	*
Ratatouille	150	195	812	2,6	15,5	11,6	*

[a] = Werte stellen das Mittel handelsüblicher Produkte dar

Lebensmittel (verzehrbarer Anteil)	Portionsgröße	Kilokalorien	Kilojoule	Eiweiß	Fett	Kohlenhydrate	Ballaststoffe
	g	kcal	kJ	g	g	g	g
2. Salate und eingelegte Gemüse							
Bohnensalat	100	70	297	5,6	+	11,2	*
Gewürzgurken	50	13	50	0,5	+	2,5	*
Karottensalat	100	38	158	1,0	+	8,0	*
Maiskölbchen	100	32	134	2,0	+	6,0	*
Mixed Pickles	100	24	100	1,0	+	5,0	*
Pusztasalat	100	27	113	1,0	+	6,0	*
Relish	20	19	80	0,2	+	4,2	*
Rote-Bete-Salat	100	42	178	1,0	+	9,0	*
Rotkohl	100	46	197	1,4	+	10,1	*
Sahnemeerrettich	30	85	351	0,9	7,5	3,3	*
Selleriesalat	100	25	107	1,0	+	5,0	*
Silberzwiebeln	50	16	49	+	+	2,5	*
Weißkohlsalat	100	32	135	2,0	1,0	5,0	*
Fisch- und Fleischzubereitungen, Fertigmenüs[a]							
1. Vollkonserven							
Hühner-Nudel-Topf	200	98	414	5,8	4,2	5,8	*
Königsberger Klopse	200	242	1008	9,4	18,8	9,0	*
Kohlroulade	200	134	560	5,4	6,2	14,0	*
Paprikaschote, gefüllt	200	178	744	6,6	10,0	15,4	*
Pichelsteiner Eintopf	200	58	244	4,2	1,0	8,0	*
2. Tiefkühlkost (küchenfertig)							
Bamigoreng	250	295	1243	18,3	11,8	29,3	*
Baguette, Salami	180	310	1296	16,7	12,8	31,7	*
Cannelloni	250	390	1643	23,3	14,5	41,8	*
Ćevapčiči	150	180	753	9,0	7,5	39,0	*
Chopsuey-Ente	150	95	402	11,1	2,1	8,0	*
Fischfilet in Rahmsauce	150	156	653	19,5	6,0	6,0	*
Fischstäbchen	150	295	1240	19,5	12,5	25,5	*

* = es liegen keine Daten vor   + = in Spuren

Lebensmittel (verzehrbarer Anteil)	Portionsgröße	Energie und Nährstoffe je Portion					
		Kilokalorien	Kilojoule	Eiweiß	Fett	Kohlen-hydrate	Ballaststoffe
	g	kcal	kJ	g	g	g	g
Frühlingsrolle	125	196	826	10,0	6,3	25,0	*
Hühnerfrikassee	200	164	687	14,5	8,4	7,2	*
Königsberger Klopse	200	390	1631	14,0	3,2	12,0	*
Lachsfilet in Blätterteig	150	393	1640	14,0	24,6	29,0	*
Lasagne	250	250	1045	12,5	10,0	27,5	*
Nasigoreng	250	335	1185	17,5	10,0	27,5	*
Paella	250	345	1453	16,3	12,3	42,5	*
Pizza Baguette	125	272	1144	10,6	9,4	36,9	*
Pizza Margherita	300	675	2820	24,0	27,0	84,0	*
Pizza mit Champignons	300	645	2700	24,0	21,0	90,0	*
Pizza mit Salami	300	735	3072	24,0	27,0	99,0	*
Sauerbraten mit Sauce	150	167	702	23,6	5,1	6,6	*
Schlemmerfilet (Fisch)	200	352	1471	24,0	18,0	2,0	*
Kartoffelerzeugnisse[a]							
1. Tiefkühlkost, küchenfertig							
Kartoffelkroketten	150	360	1505	5,9	16,8	46,4	*
Kartoffelpuffer	200	308	1294	4,8	10,6	47,6	*
Pommes frites[b]	150	257	1080	5,3	9,0	37,5	*
Rösti	150	246	1003	2,6	12,3	31,35	*
2. Trockenprodukte (nach Anweisung verzehrfertig zubereitet)							
Kartoffelklöße/-knödel							
■ halb und halb	180	189	792	3,6	+	43,2	*
■ gekocht	180	194	819	3,6	+	45,0	*
■ roh	180	189	792	3,6	+	43,2	*
Kartoffelkroketten (pfannenfertig)	150	144	608	3,0	+	33,0	*
Kartoffelpuffer (pfannenfertig)	150	126	533	1,5	+	30,0	*
Kartoffelpüree	200	174	730	4,0	6,0	26,0	*
Suppen nach Anleitung verzehrfertig zubereitet[a]							
1. Vollkonserven (Dose)							

[a] = Werte stellen das Mittel handelsüblicher Produkte dar [b] = Höchstwerte

Lebensmittel (verzehrbarer Anteil)	Portionsgröße	Kilokalorien	Kilojoule	Eiweiß	Fett	Kohlenhydrate	Ballaststoffe
	g	kcal	kJ	g	g	g	g
Champignon-/Spargelcremesuppe	200	100	418	2,0	6,0	10,0	*
Gulaschsuppe	200	113	474	4,0	6,0	10,0	*
Ochsenschwanzsuppe, klar	150	23	98	4,5	+	+	*
▪ gebunden	200	100	418	4,0	6,0	8,0	*
Tomatencremesuppe	200	80	334	2,0	2,0	14,0	*
2. Trockenprodukte							
Brokkolisuppe	200	116	485	2,4	8,0	8,8	*
Champignon-/Spargelcremesuppe	200	86	362	2,0	3,6	10,8	*
Gulaschsuppe	200	96	401	3,6	5,5	8,0	*
Hühner-/Rindfleischsuppe mit Einlage	200	72	300	2,0	2,0	8,0	*
Kartoffelsuppe mit Speck	200	144	602	2,4	10,0	10,8	*
Minestrone	200	86	360	4,3	2,0	15,0	*
Ochsenschwanzsuppe, gebunden	200	60	250	2,0	2,0	8,0	*
Pfannkuchensuppe	200	96	402	4,0	2,0	16,0	*
Tomatencremesuppe	200	85	353	2,5	4,5	8,5	*
Fruchtsuppe	200	110	463	+	+	28,0	*
Eintopfsuppen nach Anleitung verzehrfertig zubereitet [a]							
1. Vollkonserven (Dose)							
Bohneneintopf mit Speck	200	198	830	9,4	10,4	16,8	*
Erbseneintopf mit Speck	200	192	804	10,0	8,0	20,0	*
Hühnertopf mit Reis	200	188	786	3,8	12,0	16,2	*
Linseneintopf mit Speck	200	176	736	10,0	8,0	16,0	*
Ravioli bolognese	200	174	730	4,0	8,0	14,0	*
2. Trockenprodukte							
Bohneneintopf mit Speck	200	180	752	8,0	6,0	24,0	*
Erbseneintopf mit Speck	200	190	800	10,0	6,0	24,0	*
Hühner-Nudeltopf	200	148	626	7,8	2,8	23,0	*
Linseneintopf mit Speck	200	210	880	10,0	8,0	24,0	*

* = es liegen keine Daten vor   + = in Spuren

Lebensmittel (verzehrbarer Anteil)	Portionsgröße	Energie und Nährstoffe je Portion					
		Kilokalorien	Kilojoule	Eiweiß	Fett	Kohlen-hydrate	Ballaststoffe
	g	kcal	kJ	g	g	g	g
Saucen[a]							
1. Trockenprodukte (nach Anleitung verzehrfertig zubereitet)							
Bratensaft	60	27	114	0,6	1,8	1,8	*
Bratensauce	60	27	114	1,2	1,2	3,0	*
Jägersauce	60	68	284	1,8	3,0	8,4	*
Rahmsauce	60	94	392	1,8	4,8	10,8	*
Tomatensauce	60	92	386	3,0	3,6	12,0	*
Weiße/helle Sauce	60	111	464	3,6	5,4	12,0	*
2. Salatsaucen/Dressings und Würzen kalt							
Barbecuesauce	20	25	104	0,2	*	6,0	*
Meerrettich	20	17	71	0,4	1,0	1,6	*
Remoulade, 80 %	20	144	603	+	16,0	+	*
Salatsauce mit Joghurt	25	41	171	0,3	3,8	1,5	*
■ mit Sauerrahm	25	62	260	0,3	6,0	1,8	*
Schaschliksauce	20	20	84	0,2	*	5,0	*
Senf	8	8	34	0,5	0,5	0,4	*
Tomatenketchup	8	9	39	<0,1	+	2,2	*
3. Diverses							
Bolognesefix, 1 Paket (für 400 g Fleisch)	50	170	715	6,0	5,0	25,0	*
Bratenfix, 1 Paket (für 1 kg Fleisch)	50	193	805	5,0	8,0	25,0	*
Panierfix, 1 Paket (für 4–5 Schnitzel)	50	185	780	7,5	3,5	31,0	*
Saucenbinder, dunkel	10	36	149	<0,1	0	8,8	*
■ hell	10	35	147	0,2	0,3	8,0	*

[a] = Werte stellen das Mittel handelsüblicher Produkte dar
* = es liegen keine Daten vor + = in Spuren

Besonders reiche Vitaminquellen

Das Wichtigste über Vitamine

Ohne Vitamine gibt es kein Leben. »Vita« bedeutet Leben – und tatsächlich kann niemand ohne Vitamine existieren. Sie sind für nahezu alle lebenswichtigen Körperfunktionen und das Wachstum unentbehrlich. Und sie wirken bereits in äußerst geringen Mengen.

Dass Vitamine mit Buchstaben und Zahlen bezeichnet werden, ist historisch begründet. Doch das ist zum Teil irreführend und lückenhaft. Deshalb werden Vitamine in der Wissenschaft mit chemischen Namen bezeichnet. In der Praxis hat sich jedoch die Nomenklatur nach Buchstaben wie Vitamin A, D, E, K und C und die mit einem Zahlenindex wie Vitamin B_1, B_2, B_6 und B_{12} bewährt.

Man geht davon aus, dass heute alle für den Menschen lebensnotwendigen Vitamine isoliert und identifiziert worden sind und ihre Wirksamkeit geklärt ist.

Vitamine sind organische Verbindungen. Man teilt sie in fettlösliche und wasserlösliche ein. Die **Vitamine A, D, E** und K sind **fettlöslich**, die anderen Vitamine – Vitamin B_1, B_2, B_6, B_{12}, **Niacin, Folsäure, Pantothensäure, Biotin und Vitamin C** – sind **wasserlöslich**. Die wasserlöslichen Vitamine, mit Ausnahme von Vitamin C, werden häufig auch unter dem Begriff »Vitamin-B-Komplex« oder »Vitamine der B-Gruppe« zusammengefasst. Im Körper werden die einzelnen Vitamine als unersetzbare Partner bei verschiedenen Stoffwechselreaktionen benötigt.

Vitamine können im Körper nicht oder oft nur unzureichend gebildet werden. Auch vermag der Körper nur für die fettlöslichen Vitamine und für Vitamin B_{12} relativ große Speicher anzulegen. Die Speicher für die übrigen wasserlöslichen Vitamine sind dagegen so klein, dass sie den Bedarf nur für kurze Zeit (Tage bis wenige Wochen) decken können. Aus diesem Grund müssen sie dem Körper regelmäßig zugeführt werden.

Vitamine sind empfindlich gegenüber chemischen und physikalischen Einflüssen, die bei der Lagerung und Essenszubereitung auftreten können. Die Höhe des Vitaminverlusts hängt von der Dauer und dem Wirkungsgrad der Einflussfaktoren ab. Die wasserlöslichen Vitamine sind dabei besonders gefährdet.

Empfindlichkeit ausgewählter Vitamine

Vitamin	Sauer-stoff	Licht	Hitze	Koch-verlust
Vitamin A	+	+	–	10–30 %
Vitamin B$_1$	+	+	+	30–50 %
Vitamin B$_2$	–	+	+	0–50 %
Folsäure	–	–	+	0–90 %
Vitamin C	+	+	+	20–80 %

– = beständig   + = empfindlich

Sogenannte Provitamine (Vorstufen von Vitaminen) werden im Körper zu wirksamen Vitaminen umgewandelt und tragen erheblich zur Versorgung des Körpers bei. So kann beispielsweise β-(Beta-)Carotin in Vitamin A umgewandelt werden (siehe Seite 49).

Eine ausreichende Vitaminzufuhr wird am sinnvollsten durch eine ausgewogene und abwechslungsreiche gemischte Kost erreicht. Denn damit können zum einen die empfohlenen Vitaminzufuhren sichergestellt, zum anderen Überdosierungen verhindert werden. So können zum Beispiel die fettlöslichen Vitamine A und E bei übermäßig hoher Aufnahme giftig wirken. Auch von einer zu hohen Vitamin-C-Aufnahme ist abzuraten; zwar wird Vitamin C, wie alle wasserlöslichen Vitamine, bei erhöhter Zufuhr vermehrt mit dem Urin wieder ausgeschieden, der Körper gewöhnt sich jedoch an das hohe Vitamin-C-Angebot. Wird es dann wieder in geringerer Menge zugeführt, kommt es zu einer Unterversorgung, und zwar selbst dann, wenn diese Menge normalerweise bedarfsdeckend wäre. Bei besonders schwerer körperlicher Belastung, bei Krankheit sowie während Schwangerschaft und Stillzeit ist der Vitaminbedarf erhöht.

Alle Vitamine auf einen Blick

Vitamin A (Retinol)

Dieses fettlösliche Vitamin ist in tierischen Produkten hauptsächlich als Retinol enthalten. In Pflanzen dagegen ist Vitamin A in seinen Vorstufen vorhanden. Diese Vorstufen werden auch als Provitamine A bezeichnet, das bedeutendste ist das β-(Beta-)Carotin. Die Vitamin-A-Vorstufen können im Körper in Vitamin A umgewandelt werden und tragen zur Bedarfsdeckung bei. Dabei werden sechs Teile Betacarotin bzw. zwölf Teile anderer Carotinoide benötigt, um im Körper einen Teil Vitamin A zu bilden. Man sagt auch: sechs Teile Betacarotin bzw. zwölf Teile anderer Carotinoide entsprechen einem Teil Retinol-Äquivalent. Bei einer Proteinunterversorgung ist die Spaltung von Carotin zu Vitamin A reduziert.
Vitamin A und die Vitamin-A-Vorstufen werden vom Körper nur in Verbindung mit Fett aufgenommen. Aus diesem Grund sollten Sie fettarme Vitamin-A- sowie carotinhaltige Lebensmittel zusammen mit Fetten, Ölen oder fetthaltigen Lebensmitteln verzehren. Reichern Sie zum Beispiel das Möhrengemüse mit etwas Butter oder Öl an.

Die Funktion des Vitamin A: Es ist als Bestandteil des Farbstoffes der Netzhaut für den Sehvorgang unentbehrlich. Zudem dient Vitamin A dem Aufbau und der Erhaltung der äußersten Gewebeschicht von Haut und Schleimhaut. Außerdem ist Vitamin A die Voraussetzung für ein normales Wachstum. Die Funktionen fast aller Organe werden von Vitamin A beeinflusst. So sind auch die Reproduktion und die Knochen von dem Vitamin abhängig. Darüber hinaus ist bei einer optimalen Versorgung mit Vitamin A die Infektionsabwehr verbessert. Des Weiteren gibt es Hinweise darauf, dass Vitamin A die Wirkung von krebserregenden Stoffen abschwächt.

Der Bedarf an Vitamin A ist bei besonders schwerer körperlicher Belastung, bei Infektionen sowie während Schwangerschaft und Stillzeit erhöht. Ein Teil des Vitamins wird durch längeres Kochen zerstört.
Bei leichtem Vitamin-A-Mangel ist die Anpassung der Sehkraft beim Übergang vom Hellen zum Dunkeln erschwert (Beeinträchtigung der Dämmerungssehschärfe und Nachtblindheit). Schwerer Vitamin-A-Mangel führt zu Veränderungen der Augenstrukturen, verbunden mit völliger Erblindung. Hautveränderungen, gestörte Zahnbildung und Wachstumsverzögerungen wurden ebenfalls beobachtet.
Sehr hohe Einzeldosen an Vitamin A (Retinol) – nicht an Vitamin-A-Vorstufen – (ein 130-Faches der Empfehlung) führen zu akuten Vergiftungserscheinungen. Es kommt zu Kopfschmerzen, Schwindel und Erbrechen. Eine lang anhaltende erhöhte Aufnahme (etwa ein 15-Faches der Empfehlung) kann zu Knochenveränderungen führen.
3 mg pro Tag gelten für Erwachsene als unbedenkliche obere Zufuhrmenge.
Während der Schwangerschaft besteht bei Viamin-A-Überdosierung das Risiko bleibender Schäden beim Ungeborenen, und es kann zu Abgängen kommen.

Besonders reiche Vitamin-A-Quellen

Lebensmittel, durch die mit einer Portion mindestens 20 % der DGE-Empfehlungen erreicht werden (orientiert an der Empfehlung für männliche Erwachsene: 1,0 mg pro Tag).

Lebensmittel (verzehrbarer Anteil)	Portionsgröße	Kilokalorien	empfohlene Tageszufuhr
	g	kcal	%
Käse			
Camembert, 60 % Fett i.Tr.	45	170	25
Fett			
Lebertran	5	450	128●
Süßwasserfische			
Aal, Flussaal	100	281	98●
Fischdauerwaren			
Aal, geräuchert	45	148	42
Geflügel			
Suppenhuhn	100	257	39
Innereien			
Huhn, Leber	100	136	1280●
Kalb, Leber	100	130	2190●
▪ Niere	100	126	21
Rind, Leber	100	121	1530●
Schwein, Leber	100	124	3910●
Fleisch- und Wurstwaren			
Leberpastete	45	141	43
Leberw., grob	45	147	66◑
Leberwurst, mager	45	116	77●
Gemüse für Frischkost			
Brennnessel	50	22	40
Brunnenkresse	50	9	41
Chicorée	50	8	29

Lebensmittel (verzehrbarer Anteil)	Portionsgröße	Kilokalorien	empfohlene Tageszufuhr
	g	kcal	%
Feldsalat	50	7	33
Löwenzahnblatt	50	14	65◑
Möhren (Karotten)	100	27	170
Gemüse und Pilze zum Garen			
Batate (Süßkartoffel)	200	216	260●
Bleichsellerie	200	30	24
Fenchel, roh	200	48	157●
Grünkohl	200	74	289●
Kürbis	200	52	167●
Mangold	200	28	118●
Möhren	200	54	340●
Möhrensaft	200	44	44
Paprikafrüchte	200	40	36
Pfifferlinge	200	30	22
Spinat	200	30	110●
Wirsing	200	50	157●
Obst			
Aprikose	150	65	20
Honigmelone	150	81	117●
Kaki	150	108	40
Mango	150	89	31
Trockenobst			
Aprikose, getrocknet	20	48	116

◑ 50 bis 75 %   ● 76 bis 100 % und darüber

Carotin

Die zusätzliche Wirkung der Carotine und Carotinoide: Sie wirken beim Menschen nicht nur als Provitamin A, sie werden auch unverändert resorbiert. Wissenschaftler vermuten, dass sie das Lungen-, Speiseröhren- und Magenkrebsrisiko vermindern. Von der Einnahme von Carotinpräparaten wird allerdings abgeraten. Die Ausnutzung von Carotin hängt von der Art der Zubereitung ab. So sollten Möhren beispielsweise zerkleinert und gegart werden, denn nur so schließen sich die Pflanzenzellen auf.

Reiche Carotinquellen

Lebensmittel, durch die mit einer Portion mindestens 10 % der von der DGE als wirksam angesehenen mittleren Tagesdosis an Betacarotin erreicht werden. Orientiert an 2 mg/Tag. Man geht heute davon aus, dass neben dem Betacarotin auch die anderen Carotinoide von Bedeutung sind. Deshalb wurden die Gehalte an Gesamtcarotin mitaufgenommen. Angegeben sind absolute Carotingehalte und keine Prozentwerte der empfohlenen Zufuhr.

Lebensmittel (verzehrbarer Anteil)	Portionsgröße	Gesamtcarotin	Betacarotin	Lebensmittel (verzehrbarer Anteil)	Portionsgröße	Gesamtcarotin	Betacarotin
	g	mg	mg		g	mg	mg
Gemüse für Frischkost				Paprika, rot	100	30,37	3,50●
Bleichsellerie	100	0,71	0,71	Petersilie	10	2,55	0,59
Brunnenkresse	50	2,08	2,08●	Spinat	50	8,66	1,62●
Chicorée	50	1,72	1,72●	Tomate	100	12,69	0,61
Endivie	50	1,80	0,55	**Gemüse zum Garen**			
Feldsalat	50	6,82	1,99●	Bleichsellerie	200	1,42	1,42○
Gartenkresse	50	1,10	1,10●	Bohnen, grün	200	0,56	0,56
Kopfsalat	50	4,24	4,24●	Brokkoli	200	3,20	0,60
Löwenzahn	50	3,95	3,95●	Chicorée	200	6,86	6,86●
Mangold	50	1,77	1,77●	Fenchel	200	9,40	9,40●

○ 50 bis 75 %   ● 76 bis 100 % und darüber

Lebensmittel (verzehrbarer Anteil)	Portionsgröße	Gesamtcarotin	Betacarotin	Lebensmittel (verzehrbarer Anteil)	Portionsgröße	Gesamtcarotin	Betacarotin
	g	mg	mg		g	mg	mg
Grüne Erbsen und Schoten	200	3,99	0,72	Guave	150	1,10	1,04◐
Grünkohl	200	37,26	17,36●	Hagebutten	100	4,80	4,80●
Gurke	200	0,79	0,79	Holunderbeeren	150	0,54	0,54
Kürbis	200	16,80	6,20●	Honigmelone	150	7,10	7,00●
Mangold	200	7,06	7,06●	Kaki, chinesische Quitte	150	2,40	2,40●
Möhren	200	24,28	16,96●	Kapstachelbeeren	150	1,35	1,35◐
Paprika, rot	200	60,74	7,00●				
Portulak	200	2,12	2,12●	Kirschen, sauer	150	0,36	0,36
Rosenkohl	200	12,30	1,08◐	Kumquat	150	0,53	0,32
Spinat	200	34,62	6,50●	Loquat	150	1,20	1,20◐
Tomate	200	25,38	1,22◐	Mandarine	150	0,72	0,41
Wirsing	200	53,20	9,40●	Mango	150	1,85	1,85●
Zucchini	200	3,10	0,44	Mirabelle	150	0,68	0,38
Hülsenfrüchte				Papaya	150	5,16	0,57
Sojabohnen	75	0,29	2,29	Passionsfrucht	150	1,07	0,89
Weiße Bohnen	75	0,30	0,30	Pfirsich	150	1,16	0,14
Obst				Pflaume	150	0,65	0,12
Aprikose	150	1,70	1,20●	Sanddornbeeren	100	1,50	1,50
Aprikose, getr.	35	1,31	1,31●	Stachelbeeren	150	0,60	0,11
Brombeeren	150	1,35	0,18	Tamarillo	150	2,01	1,08◐
Grapefruit	150	5,25	0,89	Wassermelone	150	0,37	0,35

◐ 50 bis 75 % ● 76 bis 100 % und darüber

Vitamin D (Calciferole)

Zur Gruppe der fettlöslichen D-Vitamine zählen mehrere Wirkstoffe, die als Calciferole bezeichnet werden. Die bekanntesten sind die Vitamine D_2 (pflanzlicher Herkunft) und D_3 (tierischer Herkunft). Beide entstehen unter Einwirkung von ultravioletten Strahlen (zum Beispiel Sonnenlicht) aus den entsprechenden Vitamin-D-Vorstufen. Ihre Vitaminwirksamkeit ist gleich.

Bei ausreichender Bestrahlung mit ultraviolettem Licht (zum Beispiel durch längere Aufenthalte im Freien) können die D-Vitamine auch in der menschlichen Haut gebildet werden. Der menschliche Körper ist zudem in der Lage, die Vitamin-D_3-Vorstufe in der Darmschleimhaut aus Cholesterin selbst zu bilden. Aus diesem Grund wird Vitamin D immer häufiger den Hormonen und weniger den Vitaminen zugerechnet.

Vitamin D reguliert den Kalzium- und Phosphorstoffwechsel und ist somit notwendig zur Bildung von Knochen und Knorpeln.

Der Bedarf an Vitamin D beträgt für das Kleinkind weniger als 10 µg pro Tag, wenn eine ausreichende Sonnenbestrahlung der Haut gewährleistet ist. Ob der Erwachsene von einer Vitamin-D-Zufuhr abhängig ist, ist noch nicht geklärt. Vorbeugend werden 5 µg Vitamin D pro Tag empfohlen. In der Wachstumsphase verursacht der Mangel eine Knochenerweichung mit Verformungen der Beine, des Brustkorbs und der Kopfknochen (Rachitis). Zudem wird die Zahnbildung verlangsamt. Beim Erwachsenen führt ein Mangel an Vitamin D in Verbindung mit Kalziummangel zu einer Erweichung der normal entwickelten und ausgewachsenen Knochen.

Nur wenige Lebensmittel enthalten Vitamin D. Es ist hitzestabil und und wird durch Lagerung und Zubereitung nicht beeinflusst oder zerstört.

Vitamin-D-Aufnahmen von mehr als der 20-fachen Menge der Empfehlung sind giftig. Es kommt zu Übelkeit, Erbrechen, Muskel- und Gelenkschwäche.

Regelmäßige Aufenthalte im Freien bei Sonnen- und Tageslicht verbessern die Versorgung mit Vitamin D.

Besonders reiche Vitamin-D-Quellen

Lebensmittel, durch die mit einer Portion mindestens 20 % der DGE-Empfehlungen erreicht werden (orientiert an der Empfehlung für Erwachsene: 5 µg pro Tag).

Lebensmittel (verzehrbarer Anteil)	Portionsgröße	Kilokalorien	empfohlene Tageszufuhr	Lebensmittel (verzehrbarer Anteil)	Portionsgröße	Kilokalorien	empfohlene Tageszufuhr
	g	kcal	%		g	kcal	%
Seefische				**Fischdauerwaren**			
Heilbutt	100	96	100●	Bismarckhering	45	95	117●
Hering	100	233	534●	Bückling	45	101	270●
Kabeljau	100	76	26	Lachs, in Dosen	45	74	104●
Makrele	100	180	80●	**Innereien**			
Ostseehering	100	155	156●	Hammel, Leber	100	133	40
Rotbarsch	100	105	46	Huhn, Leber	100	136	26
Sardine	100	118	215●	Rind, Leber	100	121	34
Thunfisch	100	226	91●	**Pilze**			
Süßwasserfische				Champignons	200	42	78●
Aal, Flussaal	100	281	400●	Pfifferlinge	200	30	42
Lachs (Salm)	100	202	326●	Steinpilze	200	54	62◑
◑ 50 bis 75 %				● 76 bis 100 % und darüber			

Vitamin E (Tocopherole)

Diese Gruppe fettlöslicher Vitamine ist in fast allen Lebensmitteln enthalten. Besonders hoch ist der Gehalt an Vitamin E in pflanzlichen Ölen.

Nur etwa 40 % der mit der Nahrung aufgenommenen Vitamin-E-Menge wird durch den Darm aufgenommen und somit dem Körper zur Verfügung gestellt.

Die zur Gruppe der E-Vitamine (Tocopherole) zählenden Verbindungen haben eine unterschiedliche Vitaminwirksamkeit; es ist daher wichtig, dies auch bei den Bedarfs- und Gehaltsangaben zu berücksichtigen. Diese werden deshalb sinnvollerweise in α-Tocopherol-Äquivalenten angegeben. Das heißt, die Vitaminwirksamkeit der übrigen Tocopherole wird an der des α-Tocopherols gemessen. Natürliche Tocopherole werden von Pflanzen gebildet. Sie wirken als Schutzsystem vor der Anlagerung reaktiven Sauerstoffs und wirken so der Zellschädigung sowie der Bildung von arterienschädigendem oxidiertem LDL-Cholesterin entgegen. Dabei wird Vitamin E durch Vitamin C, Betacarotin und selenhaltige Enzymsysteme unterstützt. Unter normalen Ernährungsbedingungen tritt ein Mangel sehr selten auf. Nur bei Störungen der Fettverdauung und Fettaufnahme durch den Darm (Funktionsstörungen von Bauchspeicheldrüse und Gallenblase) werden beim Erwachsenen Mangelerscheinungen beobachtet.

Das Vitamin wird vom Körper in großen Mengen gespeichert. Als obere Zufuhrgrenze ohne unerwünschte Wirkungen gelten 200 mg α-Tocopherol-Äquivalente. Sehr hohe Mengen (>800 mg pro Tag) können die Blutungszeit verlängern. Zwei Wochen vor und nach operativen Eingriffen sollten hohe Mengen nicht verabreicht werden.

 INFO

Vitamin E ist eines der bedeutendsten Antioxidantien und spielt bei der Vorbeugung von Krebs und Arteriosklerose eine wichtige Rolle.

Besonders reiche Vitamin-E-Quellen (α-Tocopherol-Äquivalente)

Lebensmittel, durch die mit einer Portion mindestens 20 % der DGE-Empfehlungen erreicht werden (orientiert an der Empfehlung für Erwachsene: 12 mg pro Tag).

Lebensmittel (verzehrbarer Anteil)	Portionsgröße	Kilokalorien	empfohlene Tageszufuhr	Lebensmittel (verzehrbarer Anteil)	Portionsgröße	Kilokalorien	empfohlene Tageszufuhr
	g	kcal	%		g	kcal	%
Öle				Walnüsse	30	200	31
Erdnussöl	10	90	17	**Gemüse für Frischkost**			
Maiskeimöl	10	90	21	Paprikafrüchte	100	20	17
Palmöl	10	90	16	**Gemüse zum Garen**			
Rapsöl (Rüböl)	10	90	20	Batate			
Safloröl				(Süßkartoffel)	200	216	75
(Distelöl)	10	90	32	Grünkohl	200	74	23
Sesamöl	10	90	19	Paprikafrüchte	200	40	33
Sojaöl	10	90	19	Rotkohl	200	42	23
Sonnen-				Schwarzwurzel	200	32	80●
blumenöl	10	90	35	Spargel	200	36	28
Traubenkernöl	10	90	25	Spinat	200	30	19
Weizenkeimöl	10	90	123●	Weißkohl	200	48	23
Samen und Nüsse				Wirsing	200	50	33
Haselnüsse	30	193	67	**Obst**			
Mandeln	30	172	63	Heidelbeeren	150	56	27
Sonnenblumen-				Johannisbeeren,			
kerne	30	174	55	schwarz	150	59	19

● 76 bis 100 % und darüber

Vitamin K (Phyllochinone)

Von dieser Gruppe fettlöslicher Vitamine sind die wichtigsten Vitamin K_1, das in Pflanzen (hauptsächlich in den grünen Blättern) vorkommt und Vitamin K_2, das von Bakterien (auch denen des Darms) gebildet wird.
Vitamin K wird für die Blutgerinnung benötigt.
Das durch die Darmbakterien gebildete Vitamin K_2 kann nur zu einem geringen Teil über den Darm aufgenommen werden und ist somit für die Bedarfsdeckung allein nicht ausreichend. Der Körper ist aus diesem Grund auf eine Vitamin-K-Zufuhr mit der Nahrung angewiesen.
Ein Mangel an Vitamin K führt zu einer stark verlängerten Blutgerinnungszeit. Bei Erwachsenen wird Vitamin-K-Mangel meist indirekt, zum Beispiel durch Gallenerkrankungen, Leberfunktionsstörungen bzw. Blutverluste nach operativen Eingriffen, verursacht.
Der Einfluss Vitamin-K-reicher Lebensmittel auf die Behandlung mit Antikoagulanzien (Medikamente, die der Blutgerinnung entgegenwirken) wird heute gegensätzlich diskutiert. Eine gleichmäßige Vitamin-K-Zufuhr erleichtert in jedem Fall die Medikamentendosierung.

Besonders reiche Vitamin-K-Quellen

Lebensmittel, durch die mit einer Portion mindestens 25 % der DGE-Empfehlungen erreicht werden (orientiert an der Empfehlung für männliche Erwachsene: 70 µg pro Tag).

Lebensmittel (verzehrbarer Anteil)	Portionsgröße	Kilokalorien	empfohlene Tageszufuhr	Lebensmittel (verzehrbarer Anteil)	Portionsgröße	Kilokalorien	empfohlene Tageszufuhr
	g	kcal	%		g	kcal	%
Innereien				Rind, Leber	100	121	106●
Huhn, Herz	100	124	1029●	Schwein, Leber	100	124	80●
Huhn, Leber	100	136	114●	**Getreide**			
Kalb, Leber	100	130	126●	Hafer	60	202	43
◑ 50 bis 75 %			● 76 bis 100 % und darüber				

Lebensmittel (verzehrbarer Anteil)	Portionsgröße	Kilokalorien	empfohlene Tageszufuhr
	g	kcal	%
Haferflocken	60	211	54◐
Mais	60	199	34
Vollkornmehl, Weizen	60	181	26
Weizenkeime, getrocknet	60	192	112●
Hülsenfrüchte			
Erbsen	75	202	87●
Kichererbsen	75	230	176●
Linsen	75	203	132●
Sojabohnen	75	254	42
Gemüse/Kräuter f. Frischkost			
Brunnenkresse	50	9	179●
Chinakohl	50	6	57◐
Kopfsalat	50	8	93●
Petersilie	10	5	89●
Portulak	50	6	272●
Schnittlauch	10	3	54◐
Gemüse/Pilze zum Garen			
Bleichsellerie	200	30	83●
Blumenkohl	200	44	477●

Lebensmittel (verzehrbarer Anteil)	Portionsgröße	Kilokalorien	empfohlene Tageszufuhr
	g	kcal	%
Bohnen, grün	200	64	122●
Brokkoli	200	52	440●
Champignons	200	42	40
Chinakohl	200	24	229●
Erbsen, grün	200	140	95●
Grünkohl	200	74	2334●
Gurken	200	24	46
Knollensellerie	200	36	118●
Möhren	200	54	48
Portulak	200	22	1089●
Rosenkohl	200	72	786●
Rotkohl	200	42	70◐
Sauerkraut	200	34	176●
Spargel	200	36	113●
Spinat	200	30	957●
Weißkohl	200	48	227●
Obst			
Erdbeeren	150	48	29
Kiwi	150	75	61◐
Hagebutten	100	94	131●
Pflaume	150	74	26

◐ 50 bis 75 % ● 76 bis 100 % und darüber

Vitamin B₁ (Thiamin)

Dieses wasserlösliche Vitamin spielt eine große Rolle im Kohlenhydratstoffwechsel sowie in der Energiegewinnung. Leichter Vitamin-B₁-Mangel ist keine Seltenheit und äußert sich in Appetitlosigkeit, Verdauungsstörungen und Müdigkeit. Schwerer Mangel verursacht Schädigungen am Zentralnervensystem.

Besonders reiche Vitamin-B₁-Quellen

Lebensmittel, durch die mit einer Portion mindestens 15 % der DGE-Empfehlungen erreicht werden (orientiert an der Empfehlung für männliche Erwachsene: 1,3 mg pro Tag).

Lebensmittel (verzehrbarer Anteil)	Portionsgröße g	Kilokalorien kcal	empfohlene Tageszufuhr %	Lebensmittel (verzehrbarer Anteil)	Portionsgröße g	Kilokalorien kcal	empfohlene Tageszufuhr %
Fische				**Innereien**			
Aal	100	281	21	Hammel, Leber	100	133	28
Flunder	100	72	17	Huhn, Herz	100	124	33
Lachs	100	202	21	Kalb, Herz	100	114	46
Scholle	100	86	16	▪ Niere	100	128	28
Zander	100	83	18	Rind, Herz	100	124	41
Geflügel				▪ Niere	100	116	23
Ente	100	227	23	Schwein, Herz	100	89	35
Fleisch				▪ Niere	100	96	26
Schwein, Bug	100	271	68◑	▪ Zunge	100	198	38
▪ Filet	100	104	85●	**Fleischwaren**			
▪ Kamm	100	191	71◑	Hackfleisch, halb und halb	100	260	31
▪ Kotelett	100	150	62◑				
Muskelfleisch				Schinken, ohne Fettrand,	45	65	40
▪ ohne Fett	100	105	69◑				
Schnitzel				▪ gesalzen und			
(Oberschale)	100	106	62◑	gekocht	45	87	21
◑ 50 bis 75 %　　● 76 bis 100 % und darüber							

Lebensmittel (verzehrbarer Anteil)	Portionsgröße	Kilokalorien	empfohlene Tageszufuhr
	g	kcal	%
▪ gesalzen und geräuchert	45	172	19
Getreide/Getreideprodukte			
Buchweizen, Vollmehl	60	212	27
Gerste	60	189	20
Hafer	60	202	31
▪ Flocken, Inst.	60	211	30
▪ Flocken, Vollk.	60	211	27
Reis, Naturreis	60	208	19
▪ parboiled	60	206	20
Weizen	60	185	21
Weizenkeime	15	48	23
Weizenmehl, Type 1700	60	181	22
Brot			
Grahambrot	175	352	28
Roggenmischbr.	175	371	24
Roggenschrot- u. Vollkornbrot	175	341	24
Vollkornbrot mit Sonnenblumenk.	175	404	28

◑ 50 bis 75 %

Lebensmittel (verzehrbarer Anteil)	Portionsgröße	Kilokalorien	empfohlene Tageszufuhr
	g	kcal	%
Weizenschrot- u. Vollkornbrot	175	357	31
Hülsenfrüchte, getrocknet			
Bohnen, weiß	75	179	29
Erbsen	75	202	44
Kichererbsen	75	230	29
Linsen	75	203	28
Sojabohnen	75	254	58 ◑
Gemüse/Pilze zum Garen			
Artischocke	200	44	22
Austernpilze	200	22	29
Bambussprossen	200	34	20
Erbsen, grün	200	140	49
Fenchel	200	48	35
Kartoffeln, gebacken	200	164	17
Morcheln	200	30	20
Rosenkohl	200	72	20
Tobinambur	200	60	31
Zucchini	200	38	31
Zuckermais	200	172	23

Vitamin B$_2$ (Riboflavin)

Das wasserlösliche Vitamin B$_2$ kommt vor allem in Milchprodukten und Innereien vor. Dieses Vitamin hat für den gesamten Stoffwechsel und besonders für die Energiegewinnung große Bedeutung.
Ein Mangel an Vitamin B$_2$ führt zu Wachstumsverzögerungen sowie Schädigungen an Augen, Haut und Schleimhäuten. Leichte Mangelerscheinungen im Gesichtsbereich (Risse in den Mundwinkeln, Veränderungen an Lippen, Nase und Zungenschleimhaut) sind auch unter unseren Lebensbedingungen nicht selten.

Besonders reiche Vitamin-B$_2$-Quellen

Lebensmittel, durch die mit einer Portion mindestens 15 % der DGE-Empfehlungen erreicht werden (orientiert an der Empfehlung für männliche Erwachsene: 1,5 mg pro Tag).

Lebensmittel (verzehrbarer Anteil)	Portionsgröße g	Kilokalorien kcal	empfohlene Tageszufuhr %	Lebensmittel (verzehrbarer Anteil)	Portionsgröße g	Kilokalorien kcal	empfohlene Tageszufuhr %
Milch und Milchprodukte				Kefir, 3,5 %	200 ml	122	24
Buttermilch	200 ml	70	21	**Käse**			
Kuhmilch, 0,1 %	200 ml	70	25	Camembert,			
Kuhmilch, 1,5 %	200 ml	94	24	30 % Fett i. Tr.	45	97	20
Kuhmilch, 3,5 %	200 ml	128	24	Camembert,			
Kuhmilch, Roh-	200 ml	134	24	45 % Fett i. Tr.	45	128	18
Molke, süß	200 ml	48	20	Parmesan,			
Schafmilch	200 ml	194	31	38 % Fett i. Tr.	45	169	19
Dickmilch, 0,1 %	200 ml	64	25	**Eier**			
Dickmilch, 1,5 %	200 ml	88	24	1 Hühnerei,			
Dickmilch, 3,5 %	200 ml	122	24	(Gew.-Kl. M)	58	90	16
Joghurt, 0,1 %	200 ml	64	25	**Fische**			
Joghurt, 1,5 %	200 ml	88	24	Aal (Flussaal)	100	281	21
Joghurt, 3,5 %	200 ml	122	24	Makrele	100	180	23

Lebensmittel (verzehrbarer Anteil)	Portionsgröße	Kilokalorien	empfohlene Tageszufuhr	Lebensmittel (verzehrbarer Anteil)	Portionsgröße	Kilokalorien	empfohlene Tageszufuhr
	g	kcal	%		g	kcal	%
Seelachs	100	81	23	▪ Zunge	100	198	33
Zander	100	83	17	**Fleischwaren**			
Fleisch				Leberpastete	45	141	18
Hammel, Filet	100	112	17	Leberw., grob	45	147	28
Kalb, Filet	100	95	20	Leberw., mager	45	116	33
▪ Keule	100	97	18	**Brot**			
▪ Schnitzel	100	99	20	Roggenschrot- u. Vollkornbrot	175	341	18
Schwein, Filet	100	104	21	Weizenschrot- u. Vollkornbrot	175	357	18
Innereien				**Gemüse zum Garen**			
Hammel, Herz	100	158	57◑	Brokkoli	200	52	27
▪ Leber	100	133	222●	Erbsen, grün	200	140	20
Huhn, Herz	100	124	83●	Grünkohl	200	74	27
▪ Leber	100	136	166●	Mangold	200	28	21
Kalb, Herz	100	114	73◑	Rosenkohl	200	62	19
▪ Leber	100	130	174●	Spinat	200	30	27
▪ Niere	100	128	167●	**Pilze**			
Rind, Herz	100	124	59◑	Austernpilze	200	22	39
▪ Leber	100	121	193●	Birkenpilze	200	36	59◑
▪ Niere	100	116	151●	Champignons	200	42	60◑
Schwein, Herz	100	89	71◑	Steinpilze	200	54	49
▪ Leber	100	124	211●				
▪ Niere	100	96	120●				

◑ 50 bis 75 %   ● 76 bis 100 % und darüber

Niacin (Nicotinsäureamid, Nicotinsäure)

Dieses wasserlösliche Vitamin ist in pflanzlichen wie tierischen Lebensmitteln weit verbreitet. Niacin kann im Körper auch aus einem Eiweißbaustein, der Aminosäure Tryptophan, gebildet werden.

Vom menschlichen Körper wird Niacin zur Energiegewinnung benötigt. Ein Mangel an diesem Vitamin verursacht schwere Hautveränderungen, Störungen im Verdauungstrakt und im Nervensystem. Das kann Schlaflosigkeit, Müdigkeit, Schwindel, Kopfschmerzen und in besonders schweren Fällen auch Depressionen und Verwirrungszustände zur Folge haben.

Besonders reiche Niacinquellen

Lebensmittel, durch die mit einer Portion mindestens 25 % der DGE-Empfehlungen erreicht werden (orientiert an der Empfehlung für männliche Erwachsene: 17 mg pro Tag).

Lebensmittel (verzehrbarer Anteil)	Portionsgröße	Kilokalorien	empfohlene Tageszufuhr	Lebensmittel (verzehrbarer Anteil)	Portionsgröße	Kilokalorien	empfohlene Tageszufuhr
	g	kcal	%		g	kcal	%
Fische				**Fleisch und Geflügel**			
Heilbutt (Weißer				Gans	100	342	40
Heilbutt)	100	96	37	Hammel/Lamm,			
Hering, Filet	100	207	25	Filet	100	112	36
Lachs (Salm)	100	202	45	▪ Keule	100	234	33
Makrele	100	180	48	▪ Brust	100	381	28
Ostseehering	100	155	27	Hase	100	113	51◑
Sardine	100	118	61◑	Huhn, Keule,			
Schleie	100	77	25	mit Haut	100	174	35
Scholle	100	86	25	▪ Brust, mit Haut	100	145	66◑
Seelachs	100	81	25	▪ Brathuhn	100	166	43
Thunfisch	100	226	53◑	▪ Suppenhuhn	100	257	55◑
◑ 50 bis 75 %							

Lebensmittel (verzehrbarer Anteil)	Portionsgröße	Kilokalorien	empfohlene Tageszufuhr	Lebensmittel (verzehrbarer Anteil)	Portionsgröße	Kilokalorien	empfohlene Tageszufuhr
	g	kcal	%		g	kcal	%
Kalb, Brust	100	131	38	Schwein, Herz	100	91	41
▪ Filet	100	95	41	▪ Leber	100	124	98●
▪ Haxe	100	98	34	▪ Niere	100	96	53◑
▪ Keule	100	97	41	**Getreide**			
▪ Kotelett	100	112	41	Cornflakes	50	178	47
▪ Muskelfleisch	100	95	39	Kleieflocken,			
▪ Schnitzel	100	99	47	gezuckert	50	122	53◑
Kaninchen	100	152	54◑	**Nüsse**			
Puter (Truthahn)				Erdnuss	30	171	29
▪ ausgewachsen	100	157	66◑	Erdnuss, geröstet	30	176	27
▪ Jungtier	100	151	49	Erdnusspaste (-mus)	30	189	28
Rind, Kamm (Hals)	100	150	33	**Gemüse**			
▪ Lende	100	130	31	Bohnensprossen, frisch	200	68	25
▪ Muskelfleisch (ohne Fett)	100	102	47	Erbsen, grün, roh	200	140	31
Schwein, Filet	100	104	41	Erbsen, grün, roh, tiefgefroren	200	172	43
Innereien				Grünkohl, roh	200	74	26
Hammel/Lamm, Leber	100	133	96●	**Pilze**			
Huhn, Herz	100	124	38	Austernpilze	200	22	125●
▪ Leber	100	136	73◑	Birkenpilze	200	36	61◑
Kalb, Herz	100	114	39	Champignons, (Zucht-)	200	44	59◑
▪ Leber	100	130	94●	Pfifferlinge (Eierschwammerl)	200	30	81●
▪ Niere	100	128	41	Steinpilze	200	54	61◑
Rind, Herz	100	124	43				
▪ Leber	100	121	85●				
▪ Niere	100	116	39				

◑ 50 bis 75 %   ● 76 bis 100 % und darüber

Vitamin B$_6$
(Pyridoxin, Pyridoxal, Pyridoxamin)

Vitamin B$_6$ ist in vielen Lebensmitteln pflanzlicher und tierischer Herkunft enthalten. Beim Eiweißstoffwechsel ist dieses wasserlösliche Vitamin unersetzbar. Darüber hinaus ist Vitamin B$_6$ auch an anderen lebenswichtigen Körperfunktionen beteiligt, zum Beispiel an der Bildung von Niacin aus Tryptophan und der Bildung einiger Gewebshormone. Der Bedarf des Erwachsenen an Vitamin B$_6$ wächst mit steigender Eiweißzufuhr. Bei Einnahme einiger Medikamente (zum Beispiel östrogenhaltiger und schmerzstillender Mittel) steigt er ebenfalls.
Schwerer Mangel an Vitamin B$_6$ führt zu Hautveränderungen und nervösen Störungen. Bei Säuglingen wurden epilepsieartige Krämpfe beobachtet. Langfristiger Vitamin-B$_6$-Missbrauch (über 500 mg Pyridoxin-HCI/Tag) kann Nervenleiden verursachen.

Besonders reiche Vitamin-B$_6$-Quellen

Lebensmittel, durch die mit einer Portion mindestens 10 % der DGE-Empfehlungen erreicht werden (orientiert an der Empfehlung für männliche Erwachsene: 1,5 mg pro Tag).

Lebensmittel (verzehrbarer Anteil)	Portionsgröße	Kilokalorien	empfohlene Tageszufuhr	Lebensmittel (verzehrbarer Anteil)	Portionsgröße	Kilokalorien	empfohlene Tageszufuhr
	g	kcal	%		g	kcal	%
Fische und Meeresfrüchte				Hummer	100	81	79 ●
Aal, Flussaal	100	281	19	Kabeljau			
Austern	100	66	15	(Dorsch)	100	76	13
Flunder	100	72	17	Karpfen	100	115	10
Hecht	100	82	10	Lachs (Salm)	100	202	65 ◗
Heilbutt, Weißer	100	96	28	Makrele	100	180	42
Hering, Atlantik-	100	233	30	Sardine	100	118	65 ◗

◗ 50 bis 75 %   ● 76 bis 100 % und darüber

Lebensmittel (verzehrbarer Anteil)	Portionsgröße	Kilokalorien	empfohlene Tageszufuhr	Lebensmittel (verzehrbarer Anteil)	Portionsgröße	Kilokalorien	empfohlene Tageszufuhr
	g	kcal	%		g	kcal	%
Thunfisch	100	26	31	**Brot**			
Tintenfisch	100	73	26	Roggenschrot-			
Fleisch und Geflügel				und Vollkorn-			
Gans	100	342	39	brot	175	341	35
Huhn, Brathuhn	100	166	33	Vollkornbrot			
Puter (Truthahn)				mit Sonnen-			
Brust, o. Haut	100	105	31	blumenkernen	175	404	29
Hammel,				**Hülsenfrüchte, getrocknet**			
Kotelett	100	348	22	Kichererbsen	75	230	28
Kalb, Keule	100	97	27	Linsen	75	203	29
▪ Kotelett	100	112	27	**Gemüse zum Garen**			
Rind, Filet	100	121	33	Batate			
Schwein, Kotelett	100	150	33	(Süßkartoffel)	200	216	40
▪ Schnitzel	100	106	26	Grünkohl	200	74	33
Innereien				Möhren	200	54	40
Huhn, Leber	100	136	53◐	Paprikafrüchte	200	40	32
Kalb, Leber	100	130	60◐	Porree (Lauch)	200	50	35
▪ Niere	100	128	33	Rosenkohl	200	72	40
Rind, Leber	100	121	47	Spinat	200	30	27
Schwein, Leber	100	124	39	Kartoffeln	250	175	50◐
▪ Niere	100	96	37	**Obst**			
▪ Zunge	100	198	23	Apfel	150	81	10
Getreide				Avocado	150	332	50◐
Hafer	60	202	38	Banane	150	141	37
Weizenkeime,				Holunder-			
getrocknet	15	48	40	beeren, schwarz	150	81	25

◐ 50 bis 75 %

Folsäure (Folat)

Dieses wasserlösliche Vitamin liegt in den Lebensmitteln in gebundener und in freier Form vor. Die freie Folsäure wird nahezu zu 100 % über den Darm aufgenommen, die gebundene Folsäure ist häufig nur zu 20 % verfügbar. Bei den heute üblichen Verzehrsgewohnheiten beträgt das Verhältnis der gebundenen zur freien Folsäure zirka 60:40. Generelle Aussagen über den Anteil der beiden Formen sind in vielen Lebensmitteln und unterschiedlichen Verarbeitungs- und Zubereitungsverfahren nicht möglich.

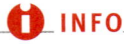 **INFO**

Zu den Folaten zählen neben der Folsäure noch weitere ähnlich wirkende Verbindungen. Die Bezeichnung »Folate« ist also exakter.

Folate sind von großer Bedeutung für das Wachstum und die Zellteilung. Ferner ist diese Vitamingruppe in Verbindung mit Vitamin B_{12} für die Bildung und Reifung der roten Blutkörperchen erforderlich.

Der genaue Bedarf ist wegen der Folsäurebildung durch die Darmbakterien und deren möglicher Beteiligung an der Bedarfsdeckung nicht bekannt. Für Erwachsene ergibt sich eine Empfehlung von 400 µg, Schwangere und Stillende sollten 600 µg am Tag zu sich nehmen.

Ein Mangel führt zu Anämie. Besonders schwer sind die Folgen, wenn auch ein Mangel an Vitamin B_{12} oder Eisen besteht. Ferner können Schleimhautveränderungen an der Mundhöhle und Magen-Darm-Störungen auftreten. Alkoholkonsum erhöht das Risiko einer Folatunterversorgung.

Besonders reiche Folsäurequellen

Lebensmittel, durch die mit einer Portion mindestens 10 % der DGE-Empfehlungen erreicht werden (orientiert an der Empfehlung für Erwachsene: 400 µg pro Tag).

Lebensmittel (verzehrbarer Anteil)	Portionsgröße g	Kilokalorien kcal	empfohlene Tageszufuhr %
Innereien			
Hammel, Leber	100	133	70◑
Huhn, Leber	100	136	95●
Kalb, Leber	100	130	60◑
Rind, Leber	100	121	148●
Getreide/Getreideprodukte			
Roggen	60	205	21
Weizenkeime, getrocknet	15	48	20
Brot			
Grahambrot	175	352	13
Knäckebrot	105	334	23
Pumpernickel	175	324	10
Roggenmischbr.	175	371	14
Weizenschrot- u. Vollkornbrot	175	357	11
Weizenbrötchen	175	480	16
Hülsenfrüchte, getrocknet			
Bohnen, weiß	75	179	35
Erbsen	75	202	28
Kichererbsen	75	230	64◑
Limabohnen	75	206	68◑
Linsen	75	203	32
Sojabohnen	75	254	45◑

Lebensmittel (verzehrbarer Anteil)	Portionsgröße g	Kilokalorien kcal	empfohlene Tageszufuhr %
Gemüse/Pilze zum Garen			
Blumenkohl	200	44	63◑
Bohnen, grün	200	64	35
Brokkoli	200	52	56◑
Chinakohl	200	24	33
Erbsen	200	140	80●
Fenchel	200	48	50◑
Grünkohl	200	74	94●
Knollensellerie	200	36	38◑
Kohlrabi	200	48	35
Möhren	200	54	28
Paprikafrüchte	200	40	30
Porree (Lauch)	200	50	52◑
Rosenkohl	200	72	91●
Rote Rübe (Bete)	200	82	42◑
Spargel	200	36	54◑
Spinat	200	30	73◑
Tomate	200	34	22
Wirsing	200	50	45
Obst			
Erdbeeren	150	48	24
Kirschen	150	95	20
Kirschen, sauer	150	80	28
Weintrauben	150	102	16

◑ 50 bis 75 %   ● 76 bis 100 % und darüber

Pantothensäure

Dieses wasserlösliche Vitamin ist in nahezu allen pflanzlichen und tierischen Lebensmitteln enthalten. Pantothensäure wird beim Abbau von Kohlenhydraten, Fetten und Eiweißbausteinen sowie bei der Bildung von Fettsäuren, Cholesterin und bestimmten Hormonen benötigt. Es erhöht die Resistenz der Schleimhäute gegenüber Infektionen, fördert das Wachstum und die Pigmentierung der Haare und reguliert den Stoffwechsel der Hautzellen. Mit großer Wahrscheinlichkeit wird Pantothensäure teilweise durch die Darmbakterien gebildet und ist dann verfügbar.

Bei normaler Ernährung wurde bisher kein Pantothensäuremangel festgestellt.

Besonders reiche Pantothensäurequellen

Lebensmittel, durch die mit einer Portion mindestens 20 % der DGE-Empfehlungen erreicht werden (orientiert am maximalen Schätzwert für Erwachsene: 6 mg pro Tag).

Lebensmittel (verzehrbarer Anteil)	Portionsgröße	Kilokalorien	empfohlene Tageszufuhr
	g	kcal	%
Fische			
Ostseehering	100	155	155●
Innereien und Geflügel			
Hammel, Leber	100	133	127●
Huhn, Leber	100	136	119●
Kalb, Leber	100	130	132●
▪ Niere	100	128	67◑
Putenbrust, ohne Haut	100	212	98●
Rind, Leber	100	121	122●

Lebensmittel (verzehrbarer Anteil)	Portionsgröße	Kilokalorien	empfohlene Tageszufuhr
	g	kcal	%
▪ Niere	100	116	64◑
Schwein, Leber	100	124	113●
▪ Niere	100	96	52◑
Gemüse und Pilze zum Garen			
Blumenkohl	200	44	34
Brokkoli	200	52	43
Champignons	200	42	70◑
Steinpilze	200	54	90●
Obst			
Wassermelone	150	56	40

◑ 50 bis 75 %   ● 76 bis 100 % und darüber

Biotin

Dieses wasserlösliche Vitamin kommt in allen Zellen, jedoch nur in geringen Mengen, vor.

Biotin ist bei verschiedenen Stoffwechselreaktionen, zum Beispiel der Bildung von Fettsäuren und der Glukoseneubildung, beteiligt. Des Weiteren unterstützt Biotin vermutlich das Vitamin K bei der Bildung von Blutgerinnungsfaktoren. Generell kann es als Wachstumsfaktor der gesamten belebten Natur angesehen werden.

Das durch die Darmbakterien gebildete Biotin ist dem Körper nur in ganz geringem Umfang verfügbar. Biotinmangelerscheinungen sind beim Menschen sehr selten. Sie äußern sich in schuppigen Hautveränderungen an Händen, Armen und Beinen.

Besonders reiche Biotinquellen

Lebensmittel, durch die mit einer Portion mindestens 20 % der DGE-Empfehlungen erreicht werden (orientiert am maximalen Schätzwert für Erwachsene: 60 µg pro Tag).

Lebensmittel (verzehrbarer Anteil)	Portionsgröße	Kilokalorien	empfohlene Tageszufuhr	Lebensmittel (verzehrbarer Anteil)	Portionsgröße	Kilokalorien	empfohlene Tageszufuhr
	g	kcal	%		g	kcal	%
Innereien				**Hülsenfrüchte, getrocknet**			
Hammel, Leber	100	133	217 ●	Erbsen	75	202	24
Kalb, Leber	100	130	125 ●	Sojabohnen	75	254	75 ◖
▪ Niere	100	128	133 ●	**Nüsse**			
Rind, Leber	100	121	167 ●	Erdnuss, frisch	50	282	28
▪ Niere	100	116	97 ●	**Pilze**			
Schwein, Niere	100	96	135 ●	Champignons	200	42	53 ◖
◖ 50 bis 75 % ● 76 bis 100 % und darüber							

Vitamin B$_{12}$ (Cobalamine)

Vitamin B$_{12}$ ist eine Sammelbezeichnung von wasserlöslichen Verbindungen, in denen das Spurenelement Kobalt eingelagert ist. Diese Verbindungen werden nach dem Element auch Cobalamine genannt.

Vitamin B$_{12}$ kann ausschließlich von Mikroorganismen (zum Beispiel den Bakterien des Magen-Darm-Trakts der Schlachttiere) gebildet werden. Vitamin B$_{12}$ kommt daher hauptsächlich in tierischen Lebensmitteln vor. Hauptquellen sind Fleisch, Innereien, Fisch, Geflügel und Eier sowie in geringen Mengen auch Milch und Milchprodukte. In pflanzlichen Lebensmitteln ist es nur dann in Spuren enthalten, wenn sie in Symbiose mit Knöllchenbakterien leben oder bei der Verarbeitung einer Fermentation ausgesetzt waren.

Während eine ovo-lacto-vegetabile Kost, eine vegetarische Ernährung mit Milchprodukten und Eiern, genug Vitamin B$_{12}$ enthält, kann durch ein streng vegetarisches Essen der Bedarf langfristig nicht immer gedeckt werden.

Vitamin B$_{12}$ ist für viele Stoffwechselreaktionen in den Körperzellen unentbehrlich. Zudem ist es für die Umwandlung von Folsäure in deren Wirkform unerlässlich. Während einer Schwangerschaft und der Stillzeit ist der Bedarf erhöht. Durch die Bakterien des menschlichen Darms wird zwar auch Vitamin B$_{12}$ gebildet, jedoch in einem Darmabschnitt, in dem es nur in sehr geringem Umfang verfügbar ist.

Ein Mangel an Vitamin B$_{12}$ führt zu einer Störung der Blutzellenbildung sowie zu einem Gewebeschwund der Magenschleimhaut. Da die Leber viel Vitamin B$_{12}$ speichert, treten Mangelerscheinungen infolge chronischer Vitamin-B$_{12}$-Unterversorgung meist erst nach Jahren auf.

Besonders reiche Vitamin-B$_{12}$-Quellen

Lebensmittel, durch die mit einer Portion mindestens 20 % der DGE-Empfehlungen erreicht werden (orientiert an der Empfehlung für Erwachsene: 3 µg pro Tag).

Lebensmittel (verzehrbarer Anteil)	Portionsgröße g	Kilokalorien kcal	empfohlene Tageszufuhr %
Milch und Milchprodukte			
Kuhmilch, 0,1%	200 ml	70	20
Kuhmilch, 1,5%	200 ml	94	28
Joghurt, 1,5%	200 ml	88	27
Kefir, 3,5%	200 ml	122	27
Schafmilch	200 ml	194	34
Käse			
Körn. Frischkäse	45	36	30
Brie, 50% Fett i.Tr.	45	155	26
Camembert, 30% Fett i.Tr.	45	97	47
▪ 45% Fett i.Tr.	45	128	42
▪ 60% Fett i.Tr.	45	170	36
Edamer, 45% Fett i.Tr.	45	159	32
Emmentaler, 45% Fett i.Tr.	45	179	45
Gruyère, 45% Fett i.Tr.	45	180	30
Tilsiter, 45% Fett i.Tr.	45	161	33
Fische und Meeresfrüchte			
Austern	100	66	487●
Bückling	100	224	323●
Lachs	100	202	96◑
Makrele	100	180	300●
Miesmuscheln	100	51	267●

Lebensmittel (verzehrbarer Anteil)	Portionsgröße g	Kilokalorien kcal	empfohlene Tageszufuhr %
Ostseehering	100	155	367●
Rotbarsch	100	105	127●
Seelachs	100	81	117●
Thunfisch	100	226	142●
Fleisch			
Hammel, Keule	100	234	100●
▪ Muskelfleisch, ohne Fett	100	117	90●
Kalb, Muskelfleisch, ohne Fett	100	95	67◑
Rind, Filet	100	121	67◑
▪ Muskelfleisch, ohne Fett	100	102	167●
Schwein, ▪ Muskelfleisch, ohne Fett	100	105	68◑
Innereien			
Hammel, Leber	100	133	1167●
Huhn, Leber	100	136	834●
Kalb, Leber	100	130	2000●
▪ Niere	100	128	833◑
Rind, Leber	100	121	2167●
▪ Niere	100	116	1113●
Schwein, Leber	100	124	1300●
▪ Niere	100	96	500●
Fleischprodukte			
Leberpastete	45	141	48

◑ 50 bis 75 %   ● 76 bis 100 % und darüber

Vitamin C (Ascorbinsäure)

Das wasserlösliche Vitamin C kommt vor allem in Obst und Gemüse vor.

Es gilt als eines der bedeutendsten Antioxidantien und wirkt vor allem als Zellschutzmittel. Außerdem stimuliert es die Abwehrkräfte des Körpers. Somit spielt Vitamin C eine wichtige Rolle bei der Krebsabwehr und beim Angriff von Krankheitserregern.

Außerdem wird das Vitamin für die Bildung und Funktionserhaltung der Binde- und Stützgewebe (Knochen, Knorpel, Zahnbein) benötigt, und es spielt eine Rolle bei der Eisenabsorption.

Heilungsprozesse von Wunden und Knochenbrüchen werden durch ausreichend Vitamin C beschleunigt.

Der Bedarf ist erhöht bei vermehrter Flüssigkeitsaufnahme, Schilddrüsenüberfunktion und nach Operationen. Raucher haben einen bis zu 40 % höheren Vitamin-C-Bedarf.

Ein schwerer Vitamin-C-Mangel ist durch das Krankheitsbild des Skorbut mit Blutungen in Zahnfleisch, Haut, Schleimhäuten, Muskulatur und Gelenken gekennzeichnet. Häufiger treten jedoch leichte Mangelerscheinungen auf, wie etwa erhöhte Krankheitsanfälligkeit, rasche Ermüdung, schlechte Wundheilung und verminderte Leistungsfähigkeit.

Toxische (giftige) Auswirkungen durch eine Überdosierung von Vitamin C sind nicht bekannt.

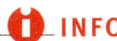 **INFO**

Vitamin C ist sehr empfindlich gegenüber Sauerstoff, Licht, Wasser und Wärme.

Sein Gehalt in Lebensmitteln wird also bei der Lagerung, Vorbereitung und Zubereitung stark reduziert. Vitamin-C-haltige Lebensmittel sollten demnach rasch verzehrt werden (vgl. Tabelle Seite 48).

Besonders reiche Vitamin-C-Quellen

Lebensmittel, durch die mit einer Portion mindestens 30 % der DGE-Empfehlungen erreicht werden (orientiert an der Empfehlung für Erwachsene: 100 mg pro Tag).

Lebensmittel (verzehrbarer Anteil)	Portionsgröße g	Kilokalorien kcal	empfohlene Tageszufuhr %
Gemüse für Frischkost			
Blumenkohl	100	22	69○
Kohlrabi	100	24	63○
Löwenzahn	100	52	30
Paprikafrüchte	100	20	120●
Gemüse zum Garen			
Batate (Süßkartoffel)	200	216	60○
Blumenkohl	200	44	138●
Brokkoli	200	52	230●
Chinakohl	200	24	52○
Fenchel	200	48	186●
Grünkohl	200	74	210●
Kohlrabi	200	48	126●
Mangold	200	28	78●
Paprikafrüchte	200	40	240●
Portulak	200	22	144●
Rosenkohl	200	72	224●
Rotkohl	200	42	100●
Spinat	200	30	102●
Weißkohl	200	48	94●
Wirsing	200	50	100●
Obst			
Acerola	150	24	2550●

Lebensmittel (verzehrbarer Anteil)	Portionsgröße g	Kilokalorien kcal	empfohlene Tageszufuhr %
▪ Saft	150	33	1500●
Apfelsine	150	63	75○
▪ Saft, frisch	150	69	78○
▪ Saft (ungesüßte Handelsware)	150	66	63○
Erdbeeren	150	48	93●
Grapefruit	150	68	66○
▪ Saft	150	54	60○
Guave	150	42	410●
Honigmelone	150	81	48○
Johannisbeeren, rot	150	50	54○
▪ schwarz	150	59	266●
Kiwi	150	75	69○
Klementine	150	59	81●
Kumquat	150	92	57○
Litschi	150	113	59○
Limone	150	59	66○
Loganbeere	150	96	84●
Mango	150	89	56○
Papaya	150	48	120●
Sanddornbeerensaft	150	60	399●
Stachelbeeren	150	56	51○

○ 50 bis 75 % ● 76 bis 100 % und darüber

Besonders reiche Mineralstoffquellen

Das Wichtigste über die Mineralstoffe

Mineralstoffe sind wie die Vitamine lebensnotwendig. Grundsätzlich unterscheidet man je nach benötigter Zufuhr in Mengen- und Spurenelemente. Mengenelemente wie Natrium, Kalium, Kalzium, Phosphor, Magnesium und Chlorid kommen im Körper in hohen Konzentrationen vor. Sie werden täglich in Grammmengen benötigt und mit dem Essen aufgenommen. Bei Spurenelementen hingegen reicht die Aufnahme geringster Mengen im Bereich von Millionstel- bis Tausendstelgramm pro Tag. Zu den wichtigsten Spurenelementen zählen Eisen, Jod, Fluor, Mangan, Kupfer, Zink und Selen.

Die Aufgaben der Mineralstoffe sind vielfältig. Die Mengenelemente Kalzium und Magnesium sind zum Beispiel Baumaterial von Knochen und Zähnen. Außerdem sind sie für die Blutgerinnung und die Reizübertragung in Nerven- und Muskelzellen unentbehrlich. Phosphor ist ebenfalls für die Knochen, aber auch für den Energiestoffwechsel wichtig. Für die Regulierung des Wasserhaushalts und der Gewebespannung sind Natrium, Kalium und Chlorid verantwortlich. Auch die Spurenelemente sind an wesentlichen Körperfunktionen beteiligt. Ohne Eisen gäbe es keinen Sauerstofftransport im Blut. Fluorid verhütet Karies, und Jod ist für den Aufbau des Schilddrüsenhormons essenziell.
Die Versorung mit Mineralstoffen ist bei uns nicht immer sichergestellt. So wird beispielsweise der Bedarf an Kalzium und Eisen gerade bei Frauen nicht immer gedeckt.

Alle Mineralstoffe auf einen Blick

Kalium (K)

Kalium reguliert den Wasserhaushalt des Körpers. Es wirkt der Austrocknung der Körperzellen entgegen. Außerdem wird Kalium bei der Nerven- und Muskelarbeit benötigt und aktiviert den Eiweiß- und Kohlenhydratstoffwechsel. Verluste an Kalium (zum Beispiel bei schweren Durchfällen oder Erbrechen) müssen durch erhöhte Zufuhr ausgeglichen werden.

Kaliummangel äußert sich in Herzmuskelschäden, Muskelerschlaffung, Blutdrucksenkung, Appetitlosigkeit und Pulsunregelmäßigkeiten. Eine anhaltende übermäßige Kaliumzufuhr wird mit Schwäche- und Schweregefühl der Muskeln, Unregelmäßigkeiten des Herzschlags, Kreislaufkollaps und Herzstillstand in Verbindung gebracht.

Besonders reiche Kaliumquellen

Lebensmittel, durch die mit einer Portion mindestens 30 % der DGE-Empfehlungen erreicht werden (orientiert an der Empfehlung für Erwachsene: 2000 mg pro Tag).

Lebensmittel (verzehrbarer Anteil)	Portionsgröße g	Kilokalorien kcal	empfohlene Tageszufuhr %	Lebensmittel (verzehrbarer Anteil)	Portionsgröße g	Kilokalorien kcal	empfohlene Tageszufuhr %
Brot				Sojabohnen	75	242	66◐
Pumpernickel	175	319	30	**Gemüse zum Garen**			
Hülsenfrüchte				Artischocken	200	44	35
Bohnen, weiß	75	197	50◐	Bambussprossen	200	35	47
Erbsen	75	202	35				
Limabohnen	75	201	64◐	Batate (Süßkartoffel)	200	216	40
Linsen	75	236	30				

◐ 50 bis 75 %

Lebensmittel (verzehrbarer Anteil)	Portionsgröße	Kilokalorien	empfohlene Tageszufuhr	Lebensmittel (verzehrbarer Anteil)	Portionsgröße	Kilokalorien	empfohlene Tageszufuhr
	g	kcal	%		g	kcal	%
Bleichsellerie	200	31	34	**Pilze**			
Blumenkohl	200	44	33	Birkenpilze	200	36	35
Brokkoli	200	52	28	Champignons	200	30	39
Erbsen, grün	200	138	34	Morcheln	200	24	39
Fenchel	200	47	49	Pfifferlinge	200	23	37
Grünkohl	200	73	49	Reizker	200	28	31
Kartoffeln	250	175	51❶	Rotkappen	200	28	31
Knollensellerie	200	37	31	Steinpilze	200	34	34
Kohlrabi	200	49	41	Trüffeln	200	54	53❶
Kürbis	200	51	30	**Obst**			
Möhren	200	56	32	Avocado	150	331	38
Pastinake	200	44	52❶	Banane	150	140	29
Rettich	200	27	43	Honigmelone	150	82	25
Rosenkohl	200	75	45	Johannis-			
Rote Rübe (Bete)	200	84	41	beeren,			
Schwarzwurzeln	200	32	32	schwarz	150	59	23
Spinat	200	31	55❶	Kiwi	150	75	22
• tiefgefroren	200	29	32	Melone, grün,			
Topinambur	200	60	48	rund	150	38	24
Zuckermais	200	172	30	Passionsfrucht	150	95	26
❶ 50 bis 75 %							

Kalzium (Ca)

Kalzium wird für die Bildung von Knochen und Zahnsubstanz benötigt. Des Weiteren ist dieser Mineralstoff an der Erregbarkeit der Nerven und Muskeln beteiligt. Für die Blutgerinnung ist Kalzium unverzichtbar. Es gilt zudem als Aktivator bestimmter Stoffwechselreaktionen.
Die Aufnahme von Kalzium wird durch Vitamin D und Milchzucker begünstigt. Durch übermäßige Fettzufuhr

sowie bei gleichzeitiger Aufnahme von Oxalat, Phytat und Phosphor wird die Aufnahme gehemmt. Die Kalziumaufnahme und das Einbauen in die Knochen werden durch das Hormon der Nebenschilddrüsen kontrolliert. Während Schwangerschaft und Stillzeit ist der Bedarf erhöht. Ein Mangel an Kalzium führt während der Wachstumsphase zur Rachitis und beim Erwachsenen zur Knochenbrüchigkeit. Der Kalziumspeicher im Alter muss bereits in der Jugend angelegt werden.

Bei Kalziummangel ist die Erregbarkeit des Nervensystems und der Muskulatur erhöht (Tetanie).

Besonders reiche Kalziumquellen

Lebensmittel, durch die mit einer Portion mindestens 20 % der DGE-Empfehlungen erreicht werden (orientiert an der Empfehlung für Erwachsene: 1000 mg pro Tag).

Lebensmittel (verzehrbarer Anteil)	Portionsgröße	Kilokalorien	empfohlene Tageszufuhr	Lebensmittel (verzehrbarer Anteil)	Portionsgröße	Kilokalorien	empfohlene Tageszufuhr
	g	kcal	%		g	kcal	%
Milch und Milchprodukte				Chester			
H-Milch,				(Cheddar),			
entrahmt	200 ml	70	25	50 % Fett i. Tr.	30	118	23
▪ 1,5 %	200 ml	94	25	Edamer,			
▪ 3,5 %	200 ml	128	24	30 % Fett i. Tr.	30	77	24
Rohmilch	200 ml	134	24	▪ 45 % Fett i. Tr.	30	106	20
Trinkmilch,				Emmentaler,			
entrahmt	200 ml	70	25	45 % Fett i. Tr.	30	116	31
▪ 1,5 %	200 ml	94	25	Gouda,			
▪ 3,5 %	200 ml	128	24	40 % Fett i. Tr.	30	110	24
Joghurt,				Parmesan,			
entrahmt	150	48	19	35 % Fett i. Tr.	30	116	35
Käse				Tilsiter,			
Appenzeller	30	116	24	30 % Fett i. Tr.	30	76	32
Bergkäse	30	116	33	▪ 45 % Fett i. Tr.	30	98	25

Lebensmittel (verzehrbarer Anteil)	Portionsgröße	Kilokalorien	empfohlene Tageszufuhr
	g	kcal	%
Trappistenkäse, 45 % Fett i.Tr.	30	102	23
Ziegenkäse, Schnittkäse 48 % Fett i.Tr.	30	99	21

Lebensmittel (verzehrbarer Anteil)	Portionsgröße	Kilokalorien	empfohlene Tageszufuhr
	g	kcal	%
Gemüse zum Garen			
Fenchel, roh	200	47	22
Grünkohl	200	73	42
Spinat	200	31	23
▪ tiefgefroren	200	29	24

Phosphor (P)

Phosphor ist wie Kalzium Bestandteil des Skeletts. Ferner ist dieser Mineralstoff für den Stoffwechsel – insbesondere für den Prozess der Energiegewinnung und Energieumwandlung – von Bedeutung.

Die Phosphoraufnahme durch den Darm wird durch Vitamin D und das Hormon der Nebenschilddrüsen gefördert. Durch verschiedene Nahrungsbestandteile (zum Beispiel Kalzium, Aluminium, Eisen, Inosit) wird die Aufnahme gehemmt. Während Schwangerschaft und Stillzeit ist der Phosphorbedarf erhöht.

Phosphormangel führt zu Muskelschwäche und Knochenleiden und kann in Verbindung mit Vitamin-D-Mangel zum Krankheitsbild der Rachitis führen.

Lang anhaltende, sehr hohe Phosphoraufnahmen (über 4 g pro Tag) können eine Verkalkung der Nieren herbeiführen. Überhöhte Aufnahme (über 1,5 g pro Tag) kann bei gleichzeitig erniedrigter Kalziumaufnahme (weniger als 300 mg pro Tag) zu Störungen des Kalziumstoffwechsels führen.

Besonders reiche Phosphorquellen

Lebensmittel, durch die mit einer Portion mindestens 20 % der DGE-Empfehlungen erreicht werden (orientiert an der Empfehlung für Erwachsene: 700 mg pro Tag).

Lebensmittel (verzehrbarer Anteil)	Portionsgröße	Kilokalorien	empfohlene Tageszufuhr	Lebensmittel (verzehrbarer Anteil)	Portionsgröße	Kilokalorien	empfohlene Tageszufuhr
	g	kcal	%		g	kcal	%
Käse				▪ Niere	100	96	37
Schmelzkäse, 45 % Fett i. Tr.	30	79	40	**Brot**			
				Pumpernickel	175	319	20
Emmentaler	30	119	27	Roggen-vollkornbrot	175	340	27
Fische				Simonsbrot	175	357	25
Atlantik-hering	100	233	36	Steinmetz-brot	175	355	35
Lachs	100	202	38	Weizen-vollkornbrot	175	357	26
Makrele	100	180	34	**Hülsenfrüchte**			
Schellfisch	100	77	29	Bohnen, weiß	75	197	46
Seelachs	100	80	43	Erbsen	75	202	40
Fleisch und Geflügel				Kichererbsen	75	207	36
Kalb, Haxe	100	98	29	Linsen	75	236	44
Puter	100	212	32	Sojabohnen	75	242	59 ❍
Rind, Kamm	100	150	29	**Gemüse zum Garen**			
Schwein, Keule	100	274	25	Artischocken	200	44	37
Innereien				Erbsen, grün, roh	200	140	29
Hammel, Leber	100	133	52 ❍	Rosenkohl	200	72	24
Kalb, Niere	100	128	37	**Pilze**			
Rind, Leber	100	121	50 ❍	Champignons	200	32	36
Schwein, Leber	100	124	52 ❍	Steinpilze	200	40	24
❍ 50 bis 75 %							

Magnesium (Mg)

Magnesium ist am Aufbau von Knochen und Zähnen beteiligt. Es aktiviert verschiedene Reaktionen des Kohlenhydrat- und Eiweißstoffwechsels und spielt eine wichtige Rolle bei der Muskel- und Nervenreizbarkeit. Die Magnesiumaufnahme über den Darm wird durch Kalzium, Phosphor, Fett, Eiweiß und Alkohol sowie durch einen Mangel an Vitamin B_1 und Vitamin B_6 gehemmt. Der genaue Magnesiumbedarf ist nicht bekannt. Der Bedarf ist während der Stillzeit erhöht. Ein Mangel an Magnesium führt zu Körpergewichtsabnahmen, Muskelzuckungen, Rhythmusstörungen sowie Krämpfen und Bewusstseinsstörungen.

Besonders reiche Magnesiumquellen

Lebensmittel, durch die mit einer Portion mindestens 15 % der DGE-Empfehlungen erreicht werden (orientiert an der Empfehlung für männliche Erwachsene: 350 mg pro Tag).

Lebensmittel (verzehrbarer Anteil)	Portionsgröße	Kilokalorien	empfohlene Tageszufuhr	Lebensmittel (verzehrbarer Anteil)	Portionsgröße	Kilokalorien	empfohlene Tageszufuhr
	g	kcal	%		g	kcal	%
Getreide				Roggenmisch-			
Grünkern, Korn	50	162	19	brot	175	368	15
Haferflocken,				Roggenvoll-			
Instant	50	176	20	kornbrot	175	340	27
▪ Vollkorn	50	177	20	Weizenmisch-			
Hirse, Korn[1]	50	177	16	brot	175	396	20
Reis, Natur[1]	50	172	17	Weizenvoll-			
Weizenvoll-				kornbrot	175	357	30
kornmehl	50	151	20	**Hülsenfrüchte**			
Brot				Bohnen, weiß	75	197	30
Pumpernickel	175	319	40	Erbsen	75	202	25

[1] = entspelzt, ganzes Korn

Lebensmittel (verzehrbarer Anteil)	Portionsgröße	Kilokalorien	empfohlene Tageszufuhr	Lebensmittel (verzehrbarer Anteil)	Portionsgröße	Kilokalorien	empfohlene Tageszufuhr
	g	kcal	%		g	kcal	%
Kichererbsen	75	207	28	Spinat	200	31	33
Limabohnen	75	201	43	**Obst**			
Sojabohnen	75	242	47	Banane	150	140	14
Gemüse zum Garen				Papaya	150	20	17
Kohlrabi	200	49	25	Passionsfrucht	150	95	17

Eisen (Fe)

Eisen ist am Transport von Sauerstoff im Blut beteiligt (etwa 70 % des Körpereisens liegen im Blutfarbstoff vor). Eisen wird für die Bildung von Stoffen benötigt, die an lebensnotwendigen Körperfunktionen beteiligt sind. Die Eisenaufnahme erfolgt über den Darm. Sie wird durch Vitamin C gefördert und kann durch Kalzium, Phosphorsalze und Phytat bis zu 50 % gehemmt werden. Von der zugeführten Eisenmenge werden durchschnittlich nur etwa 10 % aufgenommen. Das Eisen aus Fleisch und Fleischprodukten wird zu etwa 15 % aufgenommen, aus pflanzlichen Lebensmitteln wird es zu maximal 7 % resorbiert. Während Schwangerschaft und Stillzeit ist der Bedarf erhöht. Eisenmangel führt zu Anämie (»Blutarmut«) mit vermindertem Blutfarbstoff und verkleinerten roten Blutkörperchen. Auch ein Mangel von Haut- und Haarpigmenten wurde beobachtet. Besonders gefährdet für Eisenmangel sind Säuglinge, Kinder und Jugendliche sowie Frauen während der Menstruation.

Besonders reiche Eisenquellen

Lebensmittel, durch die mit einer Portion mindestens 15 % der DGE-Empfehlungen erreicht werden (orientiert an der Empfehlung für weibliche Erwachsene: 15 mg pro Tag).

Lebensmittel (verzehrbarer Anteil)	Portionsgröße g	Kilokalorien kcal	empfohlene Tageszufuhr %
Fleisch			
Kalb, Brust	100	131	20
• Haxe	100	98	20
• Schnitzel	100	99	20
Kaninchen	100	152	23
Schwein, Filet	100	106	20
Reh, Keule	100	97	20
• Rücken	100	122	20
Innereien			
Huhn, Leber	100	136	49
Kalb, Leber	100	130	53◐
• Lunge	100	90	33
• Niere	100	128	77●
Lamm, Leber	100	133	83●
Rind, Leber	100	121	43
• Lunge	100	99	50◐
• Niere	100	116	63◐
Schwein, Leber	100	124	105●
• Lunge	100	114	33
• Niere	100	96	67◐
Getreide			
Hafer, Korn[1]	50	177	19
Hirse, Korn[1]	50	177	23
Brot			
Mehrkornbrot	175	378	26
Pumpernickel	175	319	28
Roggenmischbr.	175	368	15
Roggenvollkornbrot	175	340	23
Steinmetzbrot	175	355	23
Weizenmischbrot	175	396	20
Weizenvollkornbrot	175	357	23
Hülsenfrüchte			
Bohnen, weiß	75	197	31
Erbsen	75	202	25
Kichererbsen	75	207	31
Linsen	75	236	40
Sojabohnen	75	242	33
Gemüse zum Garen			
Artischocken	200	44	20
Erbsen, grün	200	138	25
Fenchel	200	47	36
Grünkohl	200	73	25
Schwarzwurzel	200	32	44
Spinat	200	31	55◐
Zucchini	200	38	20
Pilze			
Champignons	200	41	15
Pfifferlinge	200	23	87●
Trüffeln	200	54	47

◐ 50 bis 75 %   ● 76 bis 100 % und darüber   [1] = entspelzt, ganzes Korn

Jod (J)

Jod wird für die Bildung und Aktivierung der Vorstufen des Schilddrüsenhormons Tyroxin benötigt (etwa ein Drittel des Körperbestands an Jod ist in der Schilddrüse enthalten). Ein Mangel an Jod führt zum Jodmangelkropf, verbunden mit Schilddrüsenveränderungen. Der Gehalt in unseren Lebensmittel schwankt je nach Jodvorkommen in Boden und Wasser der jeweiligen Region.

Die Jodaufnahme kann gehemmt werden durch einige Medikamente, aber auch durch Stoffe, die natürlicherweise in Lebensmitteln (zum Beispiel in Kohl oder Rüben) vorkommen. So kann trotz ausreichender Zufuhr ein Jodmangel entstehen. Jodakne und eine Überfunktion der Schilddrüse als Folge einer überhöhten Jodaufnahme wurden bis auf Ausnahmen erst dann beobachtet, wenn die empfohlene Zufuhrmenge um den Faktor 100 bis 10 000 überschritten war.

Besonders reiche Jodquellen

Lebensmittel, durch die mit einer Portion mindestens 20 % der DGE-Empfehlungen erreicht werden (orientiert an der Empfehlung für Erwachsene: 200 µg pro Tag).

Lebensmittel (verzehrbarer Anteil)	Portionsgröße	Kilokalorien	empfohlene Tageszufuhr	Lebensmittel (verzehrbarer Anteil)	Portionsgröße	Kilokalorien	empfohlene Tageszufuhr
	g	kcal	%		g	kcal	%
Fische und Meeresfrüchte				Ostseehering	100	155	25
Garnelen	100	87	65◐	Rotbarsch	100	105	50◐
Heilbutt	100	101	26	Schellfisch	100	77	122●
Kabeljau	100	76	85●	Scholle	100	86	26
Makrele	100	180	25	Seelachs	100	80	52◐
Merlan	100	92	33	Steck- oder			
Miesmuscheln	100	51	53◐	Klaffmuscheln	100	54	60◐
				Thunfisch	100	226	25

◐ 50 bis 75 % ● 76 bis 100 % und darüber

Fluor (F)

Fluor erhöht die Stabilität von Knochen und Zähnen, und es stärkt die Zahnsubstanz. Zudem hemmt es die Mundbakterien, die Zuckerreste fermentieren und so Zahnbelag bilden. Daher wird es zur Kariesvorbeugung eingesetzt. Die Gesamtzufuhr durch Nahrung, Trinkwasser und Supplemente (Tabletten, Tropfen) wird für Erwachsene mit einer Menge von 1,5 bis 4,0 mg pro Tag empfohlen; dieser Bereich gilt als toxikologisch unbedenklich. Die angegebene Obergrenze sollte jedoch nicht über längere Zeiträume überschritten werden. Ausgenommen sind Therapien unter ärztlicher Überwachung.

Besonders reiche Fluorquellen

Lebensmittel, durch die mit einer Portion mindestens 5 % der DGE-Empfehlungen erreicht werden (orientiert an dem Richtwert für Erwachsene: 3,5 mg pro Tag).

Lebensmittel (verzehrbarer Anteil)	Portionsgröße	Kilokalorien	empfohlene Tageszufuhr	Lebensmittel (verzehrbarer Anteil)	Portionsgröße	Kilokalorien	empfohlene Tageszufuhr
	g	kcal	%		g	kcal	%
Fische und Meeresfrüchte				Rind, Niere	100	116	6
Garnelen	100	87	5	Schwein, Leber	100	124	8
Hummer	100	81	6	**Brot**			
Makrele	100	182	35	Roggenvoll-			
Miesmuscheln	100	68	14	kornbrot	175	340	5
Fischdauerwaren				Simonsbrot	175	357	5
Brathering	100	204	9	Weizenvoll-			
Bückling	100	224	10	kornbrot	175	357	5
Lachs, geräuch.	50	144	11	**Hülsenfrüchte**			
Sardinen, in Öl	50	111	15	Sojabohnen	75	242	8
Stockfisch	50	169	7	**Nüsse**			
Innereien				Walnüsse	30	200	6
Huhn, Leber	100	136	5	**Gemüse zum Garen**			
Kalb, Niere	100	128	6	Spinat	200	31	6

Mangan (Mn)

Mangan wirkt als Aktivator vielzähliger biochemischer Stoffwechselreaktionen.
Unter normalen Ernährungsbedingungen wurde ein Manganmangel beim Menschen nicht beobachtet. Negative Wirkungen durch erhöhte Zufuhr mit der Nahrung sind bislang nicht bekannt.

Besonders reiche Manganquellen

Lebensmittel, durch die mit einer Portion mindestens 15 % der DGE-Empfehlungen erreicht werden (orientiert am maximalen Schätzwert für Erwachsene: 5 mg pro Tag).

Lebensmittel (verzehrbarer Anteil)	Portionsgröße	Kilokalorien	empfohlene Tageszufuhr	Lebensmittel (verzehrbarer Anteil)	Portionsgröße	Kilokalorien	empfohlene Tageszufuhr
	g	kcal	%		g	kcal	%
Getreide				**Gemüse zum Garen**			
Hafer, Korn[1]	50	177	37	Artischocke	200	44	15
Haferflocken	50	177	45	Erbsen,			
Hirse, Korn,				Schote/Samen	200	162	26
geschält	50	177	16	Grünkohl	200	73	22
Gerste, Korn[1]	50	157	17	Pastinake	200	44	16
Reis, poliert	50	174	20	Rote Rübe (Bete)	200	82	20
Roggen, Korn	50	147	42	Spinat	200	31	19
Weizen, Korn	50	154	37	Schwarz-			
Weizenkeime	15	47	34	wurzeln	200	32	16
Brot				**Obst**			
Weizenvoll-				Brombeeren	150	66	27
kornbrot	175	357	80●	Hagebutten	150	132	36
Hülsenfrüchte				Heidelbeeren	150	55	25
Bohnen, weiß	75	197	24	**Nüsse**			
Erbsen	75	202	20	Haselnüsse	30	194	34
Limabohnen	75	201	29	**Tee**			
Sojabohnen	75	242	42	Schwarzer Tee	10	15	147●

● 76 bis 100 % und darüber   [1] = entspelzt, ganzes Korn

Kupfer (Cu)

Kupfer ist an Abbaureaktionen sowie an der Beseitigung bestimmter Stoffwechselprodukte beteiligt. Kupfer wird im Bindegewebe und beim Eisentransport benötigt. Die Kenntnisse über den Kupfergehalt vieler Lebensmittel und der genaue Bedarf sind zurzeit noch sehr unsicher. Deshalb gibt es für die angemessene Zufuhr nur Schätzwerte. Die Aufnahme von Kupfer aus dem Darm ist begrenzt; sie ist höher, wenn kleine Mengen zugeführt werden. Kupfermangel beim Menschen ist selten. In den wenigen bekannten Fällen wurde eine gestörte Bildung der roten Blutkörperchen beobachtet. Hohe Dosen wirken giftig, so etwa bei hohen Gehalten in Leitungswasser, bedingt durch kupferhaltige Rohre.

Besonders reiche Kupferquellen

Lebensmittel, durch die mit einer Portion mindestens 25 % der DGE-Empfehlungen erreicht werden (orientiert am maximalen Schätzwert für Erwachsene: 1,5 mg pro Tag).

Lebensmittel (verzehrbarer Anteil)	Portionsgröße	Kilokalorien	empfohlene Tageszufuhr	Lebensmittel (verzehrbarer Anteil)	Portionsgröße	Kilokalorien	empfohlene Tageszufuhr
	g	kcal	%		g	kcal	%
Meeresfrüchte				**Brot**			
Austern	100	66	600◑	Roggenvoll-			
Innereien				kornbrot	175	340	28
Hammel,				Weizenvoll-			
Leber	100	133	500●	kornbrot	175	357	29
Kalb,				**Pilze**			
Leber	100	130	367●	Champignons	200	31	49
Rind, Leber	100	121	213●	Pfifferlinge[2]	200	23	133●
Schwein,				**Nüsse**			
Leber	100	124	87●	Cashewkerne	30	171	740◑

◑ 50 bis 75 %   ● 76 bis 100 % und darüber   [2] = Höchstwert

Zink (Zn)

Zink ist beteiligt beim Eiweiß- und Kohlenhydratstoffwechsel. Des Weiteren wird Zink als Stabilisator der Zellmembranen und für die Bildung der Speicherform von Insulin benötigt. Die Zinkaufnahme wird durch bestimmte Eiweißbausteine begünstigt und durch Kalzium, Kupfer und Phytat verschlechtert. Zink wird im Allgemeinen aus tierischen Lebensmitteln besser verwertet als aus pflanzlichen. Ein Mangel an diesem Spurenelement führt zu vermindertem Körperwachstum, verschlechterter Wundheilung und rückbildbarem Verlust des Geschmacks- und Geruchsempfindens. Akute Zinkvergiftungen führen zu Magen-Darm-Störungen. Chronische Vergiftungen verschlechtern das Blutbild. Doch Zink ist im Vergleich zu anderen Spurenelementen wenig toxisch.

Besonders reiche Zinkquellen

Lebensmittel, durch die mit einer Portion mindestens 20 % der DGE-Empfehlungen erreicht werden (orientiert an der Empfehlung für männliche Erwachsene: 10 mg pro Tag).

Lebensmittel (verzehrbarer Anteil)	Portionsgröße	Kilokalorien	empfohlene Tageszufuhr	Lebensmittel (verzehrbarer Anteil)	Portionsgröße	Kilokalorien	empfohlene Tageszufuhr
	g	kcal	%		g	kcal	%
Meeresfrüchte				**Innereien**			
Austern	100	66	220●	Huhn, Leber	100	136	32
Fleisch				Kalb, Leber	100	130	84●
Hammel,				Rind, Leber	100	121	48
Keule	100	234	37	Schwein, Leber	100	124	64◑
Rind, Filet	100	121	44	**Brot**			
▪ Hochrippe	100	161	48	Weizenmischbr.	175	396	61◑
▪ Keule	100	148	37	Weizenvoll-			
▪ Lende	100	130	40	kornbrot	175	357	37

◑ 50 bis 75 %　　● 76 bis 100 % und darüber

Sondertabellen Ernährung und Diät

Die Hauptnährstoffe auf einen Blick

Fette, Fettsäuren und Cholesterin

Fett ist ein konzentrierter Energielieferant. In einem Gramm sind neun Kalorien enthalten, doppelt so viel wie in Kohlenhydraten oder Eiweiß. Zudem ist es Lieferant der für den Stoffwechsel unentbehrlichen einfach und mehrfach ungesättigten Fettsäuren, und es ist notwendig für die Aufnahme der fettlöslichen Vitamine A, D, E und K. Fett spielt bei der Entwicklung von Fettstoffwechselstörungen und krankhaften Gefäßveränderungen eine besondere Rolle, deshalb gelten zur Vorbeugung und Behandlung folgende Empfehlungen:

- Der Fettanteil sollte nicht mehr als 30 % der Gesamtkalorien betragen, das entspricht etwa 70 g Fett.
- Die Verteilung der einfach ungesättigten, mehrfach ungesättigten und gesättigten Fettsäuren sollte 1:1:1 betragen: ein Drittel einfach ungesättigte Fettsäuren, zum Beispiel in Olivenöl und Butter, ein Drittel mehrfach ungesättigte Fettsäuren in Pflanzen- und Fischölen, ein Drittel gesättigte Fettsäuren in tierischen Produkten.

Wenn der Cholesterinspiegel erhöht ist

Bei erhöhtem Cholesterinspiegel sollten 300 mg Cholesterin pro Tag auf keinen Fall überschritten werden. Diese Empfehlung gilt auch für alle, die sich gesund ernähren wollen. Bei streng cholesterinarmer Kost sind 200 mg das Limit. Gleichzeitig sollten die oben aufgeführten Empfehlungen für die Fettzufuhr eingehalten werden.

Lebensmittel (verzehrbarer Anteil)	Portionsgröße	Gesamtfett	Fettsäuren			Cholesterin
			gesättigt	einfach ungesättigt	mehrfach ungesättigt	
	g	g	g	g	g	mg
Milch, Milchprodukte und Eier						
Trinkmilch, 3,5 % Fett	200 ml	7,0	4,0	1,8	0,2	22
Joghurt, 3,5 % Fett	150 ml	5,3	3,3	1,5	0,3	17
Sahne, 30 % Fett (Schlagsahne)	30	9,5	5,3	2,6	0,2	33
Saure Sahne, extra	30	5,4	3,2	1,4	0,2	18
Doppelrahmfrischkäse	30	9,5	5,7	2,5	0,3	31
Camembert, 60 % Fett i. Tr.	30	10,2	5,6	2,7	0,3	28
Emmentaler, 45 % Fett i. Tr.	30	9,4	5,5	1,9	0,2	26
Gouda, 45 % Fett i. Tr.	30	7,6	5,8	1,9	0,2	34
Eier, 1 Stück	58	5,9	1,7	2,5	1,0	206
Eidotter, 1 Stück	19	6,1	1,8	2,4	1,0	239
Fette und Öle						
Butter	10	8,3	5,3	2,1	0,2	24
Pflanzenmargarine	10	8,0	3,0	2,7	2,0	0,7
Diätmargarine	10	8,0	2,6	1,8	3,3	0
Halbfettmargarine	10	4,0	1,1	1,3	1,3	0,4
Butterschmalz	10	10,0	6,3	2,5	0,2	29
Schweineschmalz	10	10,0	3,9	4,4	1,2	9
Kokosfett	10	10,0	8,6	0,7	0,2	0,1
Maiskeimöl	10	10,0	1,3	2,6	5,7	0,2
Olivenöl	10	10,0	1,4	7,1	0,9	0,1
Rapsöl	10	10,0	0,8	5,8	3,1	0,2
Safloröl (Distelöl)	10	10,0	0,9	1,1	7,6	0
Sonnenblumenöl	10	10,0	1,1	2,0	6,4	0
Walnussöl	10	10,0	0,9	1,8	6,8	0,1
Nüsse und Samen						
Erdnuss	30	14,4	2,1	6,6	4,3	0
Haselnuss	30	18,5	1,2	13,8	2,6	0
Mandel	30	16,2	1,2	9,8	3,9	0

Lebensmittel (verzehrbarer Anteil)	Portionsgröße	Gesamtfett	Fettsäuren			Cholesterin
			gesättigt	einfach ungesättigt	mehrfach ungesättigt	
	g	g	g	g	g	mg
Walnuss	30	18,8	2,0	3,5	12,6	0
Fische, frisch						
Aal, Flussaal	100	24,5	5,7	11,4	3,2	164
Forelle (Bachforelle)	100	2,7	0,6	0,8	1,0	56
Hering	100	17,8	3,3	8,8	4,2	77
Kabeljau (Dorsch)	100	0,7	0,1	0,1	0,3	34
Karpfen	100	4,8	1,0	2,3	1,1	75
Lachs	100	13,6	2,9	6,1	4,2	44
Makrele	100	11,9	3,3	4,7	2,7	82
Rotbarsch (Goldbarsch)	100	3,6	0,7	1,8	0,9	30
Schellfisch	100	0,6	0,1	0,1	0,3	35
Seezunge	100	1,4	0,4	0,4	0,3	50
Thunfisch	100	15,5	4,1	4,2	4,7	0
Geflügel, Fleisch, Innereien, Fleischwaren						
Brathuhn, Durchschnitt	100	9,6	2,6	3,5	2,5	99
▪ Brust, mit Haut	100	6,2	1,9	2,0	1,5	62
▪ Keule, (Schlegel) mit Haut	100	11,2	3,7	3,2	2,6	87
Puter, Brust, ohne Haut	100	1,0	0,4	0,2	0,2	44
▪ Keule, ohne Haut	100	3,6	1,4	0,9	1,0	72
Rind, Filet	100	4,0	1,8	1,7	0,2	51
▪ Hochrippe	100	8,1	3,6	3,7	0,3	47
▪ Kamm (Hals)	100	8,1	3,6	3,7	0,3	60
▪ Lende (Roastbeef)	100	4,5	1,9	2,0	0,2	49
Schwein, Filet	100	2,0	0,8	0,9	0,1	55
▪ Kamm	100	13,8	5,8	6,4	1,0	64
▪ Schnitzel	100	1,9	0,7	0,9	0,1	49
▪ Leber	100	4,5	1,7	0,6	1,4	368
▪ Mett	100	22,5	9,7	10,2	1,1	70
Leberwurst, grob	30	8,8	3,4	4,4	0,6	26

Lebensmittel (verzehrbarer Anteil)	Portionsgröße	Gesamtfett	Fettsäuren			Cholesterin
			gesättigt	einfach ungesättigt	mehrfach ungesättigt	
	g	g	g	g	g	mg
Schinken, gesalzen und gekocht	30	1,1	0,4	0,5	0,1	18
Speck, durchwachsen	30	19,5	8,4	8,8	1,0	27
Getreide						
Haferflocken	50	3,5	0,7	1,4	1,3	0
Hirse, Korn	50	2,0	0,5	0,5	1,0	0
Mais, Korn	50	1,9	0,3	0,6	0,9	0
Reis, Natur	50	1,1	0,3	0,3	0,4	0
Reis, poliert	50	0,3	0,1	0,1	0,1	0
Roggen, Korn	50	0,9	0,2	0,3	0,4	0
Weizen, Korn	50	0,9	0,2	0,1	0,4	0
Weizenkeime, getrocknet	15	1,4	0,2	0,2	0,6	0
▪ Speisekleie	15	0,7	0,1	0,1	0,3	0
Hülsenfrüchte						
Erbsen	75	1,1	0,2	0,1	0,6	0
Sojabohnen	75	13,7	2,0	3,1	8,0	0

Falls größere Unterschiede zwischen der Gesamtfettsäurenmenge und der Summe der Menge einzelner Fettsäureklassen vorkommen, dann erklärt sich das aufgrund einer nicht vollständigen Analyse aller in diesem Lebensmittel vorkommenden Fettsäuren.

Eiweiß, Aminosäuren

Nahrungseiweiß besteht aus Verbindungen 20 unterschiedlicher Aminosäuren. Acht davon sind lebensnotwendig. Sie können vom Körper nicht aufgebaut werden. Man muss sie also mit der Nahrung zuführen. Menge und Art der Aminosäuren bestimmen den Wert des Eiweißes, das unentbehrlich für den Aufbau von Muskeln, Organen, Blut, Haut und Enzymen ist.

Die biologische Wertigkeit

Die Qualität des Eiweißes, auch »biologische Wertigkeit« genannt, hängt ab von der Menge der lebensnotwendigen Aminosäuren, die in diesem Eiweiß enthalten sind und von deren Verhältnis zueinander. Die biologische Wertigkeit gibt an, wie viel Gramm Körpereiweiß durch 100 g eines Nahrungseiweißes neu aufgebaut oder ersetzt werden können. Tierisches Eiweiß hat eine höhere Wertigkeit als pflanzliches. Werden jedoch pflanzliche Eiweiße gemischt, so können diese Mischungen die Wertigkeit tierischen Eiweißes sogar noch übersteigen. Besonders günstige Kombinationen sind:

- Kartoffel mit Ei, Milch, Quark oder Käse
- Getreide (Mehl, Brot) mit Milch, Fleisch oder Fisch
- Hülsenfrüchte mit Weizen oder Roggen

Eiweißreiche und eiweißarme Kost

Eiweißreiche Kost ist erforderlich
- während der Schwangerschaft: 75 g Eiweiß pro Tag
- für Schwerarbeiter und Hochleistungssportler: 100 g Eiweiß pro Tag
- nach Operationen mit hohen Eiweißverlusten: nach ärztlicher Anordnung.

Eiweißarme Kost ist erforderlich
- bei Funktionsstörungen der Niere oder Leber. Man unterscheidet in mäßig eiweißarm mit 40 g Eiweiß pro Tag und streng eiweißarm mit 25 g Eiweiß pro Tag. Eiweißarme Kostformen müssen unter Aufsicht des Arztes durchgeführt werden.

Eiweiß in der vollwertigen Ernährung

Normalerweise liegt der tägliche Eiweißbedarf bei 0,8 bis 1 g pro Kilogramm Körpergewicht. Bei einem Gewicht von 65 kg sind das etwa 55 g. In einer gesunden, ausgewogenen Kost sollte die Hälfte der Eiweiße pflanzlichen Quellen entstammen. Wenn Sie vollständig auf tierische Lebensmittel verzichten, ist es wichtig, Getreide und Hülsenfrüchte in derselben Mahlzeit miteinander zu kombinieren. Denn dadurch wird die biologische Wertigkeit der Pflanzeneiweiße verbessert.

In den folgenden Tabellen sind tierische und pflanzliche Eiweißquellen gegenübergestellt.

Quellen für tierisches Eiweiß

Lebensmittel (verzehrbarer Anteil)	Portionsgröße	Eiweiß	Lebensmittel (verzehrbarer Anteil)	Portionsgröße	Eiweiß
	g	g		g	g
Milch, Milchprodukte, Eier			Makrele, frisch	100	18,7
Buttermilch	200 ml	7,0	Makrele, geräuchert	100	20,7
Trinkmilch, 3,5 %	200 ml	6,6	Matjeshering	100	16,0
Trinkmilch, entrahmt	200 ml	7,0	Rotbarsch	100	18,2
Joghurt, 3,5 %	150 ml	5,0	Scholle	100	17,1
Kefir, 3,5 %	150 ml	5,0	Seelachs	100	18,3
Quark, mager	50	6,8	Tintenfisch	100	16,1
Hartkäse, 45 % Fett i.Tr.	30	8,7	**Fleisch und Geflügel**		
			Brathuhn	100	19,9
Schnittkäse, 45 % Fett i.Tr.	30	7,4	Ente	100	18,1
			Gans	100	15,7
Weichkäse, 60 % Fett i.Tr.	30	5,3	Puter (Truthahn)	100	20,2
			Wild, i. D.	100	21,5
Weichkäse, 30 % Fett i.Tr.	30	6,8	Kalbskeule u. -schnitzel	100	20,7
Eier, 1 Stück	58	7,4	Lammkeule (Schlegel)	100	18,0
Eidotter, 1 Stück	19	3,1	Rinderfilet	100	21,2
Eiklar, 1 Stück	33	3,7	Schweineschnitzel	100	22,2
Sahne, sauer, 10 %	30	0,9	Leber, i. D.	100	21,2
Sahne, süß, 30 %	30	0,7	**Wurst**		
Fische und Meeresfrüchte			Cervelatwurst	30	6,1
Forelle	100	19,5	Leberwurst, grob	30	4,8
Garnelen, Krabben	100	18,6	Mettwurst	30	4,2
Kabeljaufilet	100	17,0	Salami	30	5,5
Karpfen	100	18,0	Schinken	30	5,5
			Schinken o. Fettrand	30	8,9

Quellen für pflanzliches Eiweiß

Lebensmittel (verzehrbarer Anteil)	Portionsgröße g	Eiweiß g	Lebensmittel (verzehrbarer Anteil)	Portionsgröße g	Eiweiß g
Fette			**Gemüse**		
Margarine	10	+	Blattsalate	50	0,6
Getreideprodukte			Kartoffeln	250	5,0
Brot, i. D.	50	3,5	Kohlgemüse	200	4,1
Knäckebrot,			Kohlrabi	200	3,8
4 Scheiben	30	3,0	Möhren (Karotten)	200	2,0
Eierteigwaren	60	7,4	Paprikafrüchte	200	2,2
Haferflocken	60	8,1	Porree (Lauch)	200	4,4
Reis, Vollkorn	60	4,7	Salatgurke	200	1,2
Roggen, Vollkorn	60	5,7	Tomate	200	2,0
Weizen, Vollkorn	60	6,8	Zwiebel	200	2,4
Nüsse			**Obst**		
Erdnuss	30	7,6	Banane	150	1,8
Erdnussmus	10	2,6	Beerenobst	150	1,3
Haselnuss	30	3,6	Kernobst	150	0,7
Mandel	30	5,6	Steinobst	150	1,2
Hülsenfrüchte			Zitrusfrüchte	150	1,2
Bohnen, weiß	75	17,6	Fruchtsäfte, i. D.	200	0,3
Erbsen	75	17,2 +	**Süßwaren**		
Linsen	75	17,6	Honig	10	+
Sojabohnen	75	26,2	Schokolade	30	2,0
Sojafleisch (trocken)	50	22,0	Zucker	10	0
Sojajoghurt	125	5,9	**Diätetische Lebensmittel**		
Sojakäse, Tofu	75	6,6	»eiweißarmes		
Sojamehl,			Brot«	50	0,3
vollfett, 1 EL	15	5,6	»eiweißarme		
Sojamilch	200	6,6	Nudeln«	50	0,3
+ = in Spuren					

Kohlenhydrate, Ballaststoffe

Die Kohlenhydrate

Kohlenhydrate liefern schnell verfügbare Energie und sind für die Hirntätigkeit lebensnotwendig. Mehr als die Hälfte der täglichen Kalorien sollten in Form von Kohlenhydraten zugeführt werden. Das sind etwa 300 g pro Tag. Kohlenhydrate in Lebensmitteln werden grundsätzlich in zwei Formen unterteilt:

- Der Zucker (Einfach- und Doppelzucker). Alle Zuckersorten werden besonders schnell ins Blut aufgenommen. Zu ihnen zählen Traubenzucker (Glukose), Haushaltszucker aus Rüben oder Zuckerrohr (Saccharose), Fruchtzucker (Fruktose) und Sorbit (Zuckeraustauschstoff). Zucker liefert hauptsächlich Kilokalorien und keine weiteren Nährstoffe.
- Die Stärke (Mehrfachzucker). Diese wird langsam ins Blut aufgenommen. Stärkereiche Nahrungsmittel liefern bei richtiger Auswahl neben der Energie auch lebenswichtige Nährstoffe wie Vitamine und Mineralstoffe, häufig auch Ballaststoffe.

Ernährungswissenschaftler empfehlen, die süßen Kohlenhydrate aus Süßigkeiten und Obst auf zehn bis 15 % der insgesamt verzehrten Menge zu beschränken. Der Hauptanteil der Kohlenhydrate sollte aus stärkehaltigen Nahrungsmitteln wie zum Beispiel Vollkornprodukten, Kartoffeln und Gemüse stammen.

Das müssen Diabetiker beachten

Beim Diabetes mellitus (Zuckerkrankheit) ist der Organismus – bedingt durch Insulinmangel – nicht in der Lage, nach dem Verzehr größerer Mengen rasch spaltbarer Kohlenhydrate, den Blutzuckerspiegel konstant zu halten und die Speicherung in der Leber zu sichern. Die Ernährung muss dann dem absoluten oder relativen Insulinmangel angepasst werden.

Das heißt für die Praxis:

- Die verordnete Kohlenhydratmenge in viele kleine Mahlzeiten aufteilen. Eine Reduzierung der Menge ist nicht empfehlenswert, da Kohlenhydrate für den Diabetiker genauso wichtig sind wie für den Gesunden.
- Stärkehaltige Lebensmittel, die zugleich reich an Ballaststoffen sind, bevorzugen.
- Zuckerhaltige Lebensmittel (in Form von Glukose und Saccharose) streichen oder zumindest stark reduzieren.

Fruchtzucker und Sorbit dürfen in kleinen Mengen verzehrt werden, da sie im Organismus auch ohne Insulin verwertet werden. Deshalb Obstsorten bevorzugen, die relativ viel Fruchtzucker enthalten.

Die Ballaststoffe

Die »nicht verwertbaren Kohlenhydrate« werden als Ballaststoffe bezeichnet, weil der Körper sie mit Enzymen nicht aufschließen kann. Sie verzögern die Spaltung und Aufnahme der Kohlenhydrate, deshalb werden sie in der Diabetes-Diät empfohlen. Sie sorgen für eine optimale Darmfüllung und eine rasche Darmpassage, deshalb beugen sie der Darmträgheit und Verstopfung (Obstipation), Divertikulose und anderen Darmerkrankungen vor. Außerdem senken Ballaststoffe den Cholesterinspiegel, deshalb werden sie in der Diät bei erhöhten Cholesterinwerten im Blut eingesetzt. Für die vollwertige Ernährung des Gesunden werden täglich 30 g Ballaststoffe empfehlen.
Eine »ballaststoffreiche« Kost im Rahmen einer Diät sollte mehr als 30 g enthalten. Zu Beginn der Kostumstellung sollte man die Zufuhr langsam steigern, da anfangs Beschwerden wie Blähungen auftreten können.
Die folgende Tabelle zeigt den Gehalt der verschiedenen Formen der verwertbaren und nicht verwertbaren Kohlenhydrate. Die Portionsgröße wurde den Broteinheiten/Kohlenhydrateinheiten angepasst (1 Broteinheit/Kohlenhydrateinheit [BE/KE] = 10–12 g Kohlenhydrate).

Lebensmittel (verzehrbarer Anteil)	Portionsgröße	Kohlenhydrate verwertbar				nicht verwertbare Ballaststoffe
		Gesamtmenge	Stärke	Zucker, Glukose, Saccharose	Zucker, Fruktose, Sorbit	
	g	g	g	g	g	g
Knäckebrot	30	19,8	19,0	+	+	4,4
Roggenbrot	50	22,8	20,0	1,0	0,2	3,2
Roggenvollkornbrot	50	19,4	15,3	0,5	0,5	4,0
Toastbrot	50	24,0	19,7	*	*	1,9
Weizenbrötchen	50	27,8	22,7	0,1	0,1	1,5
Weizenmischbrot	50	24,0	19,0	0,1	0,2	2,4
Weizenvollkornbrot	50	20,5	15,3	*	*	3,7
Butterkeks	30	22,5	16,8	6,0	*	1,0
Zwieback	30	21,9	16,1	0,1	*	1,1
Teigwaren, Eier-	60	41,9	38,7	1,0	*	2,0
Teigwaren, Vollkorn	60	35,9	35,4	0,1	*	4,8
Bohnen, weiß	75	24,8	*	1,4	+	15,5
Erbsen, getrocknet	75	31,0	28,8	2,1	+	12,5
Linsen	75	30,5	29,8	0,1	+	12,8
Buchweizen, Korn	50	35,5	35,3	0	0	1,9
Gerste, Korn	50	31,7	32,2	0,6	0,04	4,9
Grünkern, Korn	50	32,0	31,1	*	*	4,2
Haferflocken	50	29,4	28,3	0,3	0	5,0
Hirse, Korn	50	34,4	30,0	0,8	*	1,9
Mais, Korn, trocken	50	32,1	30,8	0,4	0,03	4,9
Reis, Natur	50	37,1	36,4	0,3	*	1,1
Reis, poliert	50	38,9	38,7	0,1	+	0,7
Roggen, Korn	50	30,4	26,2	0,4	0,02	6,8
Roggenmehl, Type 815	30	21,3	19,2	*	*	2,0
Weizen, Korn	50	29,8	29,0	0,3	+	6,7
Weizenkleie	30	5,4	4,0	1,0	+	13,6

* = es liegen keine Daten vor + = in Spuren

Lebensmittel (verzehrbarer Anteil)	Portionsgröße	Kohlenhydrate				
		verwertbar				
		Gesamtmenge	Stärke	Zucker, Glukose, Saccharose	Zucker, Fruktose, Sorbit	nicht verwertbare Ballaststoffe
	g	g	g	g	g	g
Weizenmehl, Type 405	30	21,6	21,2	+	+	1,2
Cornflakes	30	23,9	23,3	+	+	1,2
Puddingpulver	10	8,5	8,5	+	+	+
Stärke, i. D.	10	8,5	8,5	+	+	+
Kartoffel	250	38,5	35,3	1,8	0,4	5,2
Blumenkohl	200	4,7	0,5	2,4	1,8	5,8
Bohnen, grün	200	10,6	4,1	2,8	2,7	3,8
Endivie, roh	50	0,6	+	0,3	+	0,8
Erbsen, frisch	200	25,2	22,0	2,4	+	8,6
Feldsalat	50	0,4	+	0,2	0,1	0,8
Kohlrabi	200	7,4	+	4,9	2,5	2,8
Kopfsalat	50	0,5	+	0,2	0,2	0,8
Möhre (Karotte)	200	9,6	0,2	7,0	2,6	7,2
Porree (Lauch)	200	6,6	0,2	3,7	2,9	4,6
Rettich	200	4,8	0,8	3,0	1,2	5,0
Rosenkohl	200	6,6	1,0	4,0	1,5	8,8
Rote Rübe (Bete)	200	16,8	+	16,3	0,7	5,0
Schwarzwurzel	200	4,2	+	4,0	0,1	36,6
Spargel	200	4,0	+	2,0	2,0	2,6
Tomate	200	5,2	0,2	2,3	3,1	2,0
Weißkohl	200	8,3	+	4,7	3,5	5,9
Wirsing	200	5,8	+	3,8	2,2	5,1
Ananas	150	18,6	+	14,9	3,7	1,5
Apfel	150	17,1	0,9	6,9	9,4	3,0
Apfel, getrocknet	35	19,9	1,0	4,4	0,9	3,9
Banane	150	30,0	4,1	20,8	5,1	2,7
Birne	150	18,6	+	5,2	13,4	4,9

Lebensmittel (verzehrbarer Anteil)	Portionsgröße	Kohlenhydrate				nicht verwertbare Ballaststoffe
		verwertbar				
		Gesamtmenge	Stärke	Zucker, Glukose, Saccharose	Zucker, Fruktose, Sorbit	
	g	g	g	g	g	g
Erdbeeren	150	8,3	+	4,8	3,5	2,4
Grapefruit	150	11,1	+	8,0	3,2	2,4
Honigmelone	150	18,6	+	16,7	2,0	1,1
Kiwi	150	13,7	+	6,8	6,9	3,2
Mandarine	150	15,2	+	13,2	2,0	2,6
Orange	150	12,5	+	8,5	3,9	2,4
Pfirsich	150	13,4	+	10,1	3,2	2,9
Pflaume	150	15,3	+	10,1	5,1	2,4
Pflaume, getrocknet	35	16,6	+	11,0	5,6	6,2
Wassermelone	250	20,8	+	11,0	9,8	0,5
Weintrauben	150	22,8	+	11,4	11,5	2,3
Apfelsaft, ungesüßt	100 ml	11,9	+	4,1	7,0	+
Orangensaft, ungesüßt	100 ml	9,0	+	6,4	2,6	0,5
Trinkmilch	200 ml	9,6	*	9,0	*	0

* = es liegen keine Daten vor   + = in Spuren

Kohlenhydrat-Austauschtabelle

Hier sind Lebensmittel ausgewählt, die im Rahmen einer Diät bei Diabetes mellitus berechnet werden müssen. Eine Ernährungsempfehlung sollte – insbesondere für Diabetiker, die mit Insulin oder/und Sulfonylharnstoffen behandelt werden – vom zuständigen Arzt oder nach ärztlicher Anordnung von einer autorisierten Ernährungsfachkraft erstellt werden. Nur in diesem Fall ist eine optimale Anpassung von Ernährungs- und Medikamentenbehandlung gewährleistet.

Lebensmittel (verzehrbarer Anteil)	1 BE/KE entspricht	kcal je 1BE/KE
	g	kcal
Getreide und Kartoffeln		
Brote – Brötchen		
Knäckebrot	15	48
Laugenbrötchen, -brezeln	20	45
Mehrkornbrot	25	54
Pumpernickel	25	46
Roggenbrot	20	44
Roggenmischbrot	25	53
Roggenschrotbrot	25	49
Roggenvollkornbrot	25	49
Vollkornbrot mit Sonnenblumenkernen	25	58
Weißbrot	20	47
Weizen-Baguette	20	52
Weizenbrötchen	20	55
Weizenmischbrot	20	46
Weizenschrotbrot	25	51
Weizentoastbrot	20	52
Weizenvollkornbrot	25	51
Frühstücks-Cerealien		
Cornflakes	15	54
Früchtemüsli, ohne Zucker, i. D.	15	54
Getreidesprossen, frisch, i. D.	75	51
Haferflocken	15	53
Kleieflocken, gezuckert	25	61
Müslimischung, i. D.	15	59
Roggenflocken	15	46

Lebensmittel (verzehrbarer Anteil)	1 BE/KE entspricht	kcal je 1BE/KE
	g	kcal
Roggenkeime, getr.	30	120
Roggen-Speisekleie	60	106
Schoko-Müsli, i. D.	15	60
Weizenkeime, getrocknet	35	112
Weizen-Speisekleie	55	98
Kartoffeln		
Kartoffeln, gekocht (in der Schale)	70	49
▪ geröstet	40	49
▪ roh	70	49
Kartoffelherzen, TK-Produkt	35	78
Kartoffelklöße/Knödel	40	43
Kartoffelklöße, halb und halb	50	44
Kartoffelpuffer, TK-Produkt	40	60
Kartoffelpüree	75	65
Kroketten	35	43
Pommes frites, verzehrfertig	30	87
Rösti	50	57
Rösti, TK-Produkt	80	90
Zwetschgenknödel	30	51
Nudeln		
Nudeln, Eier- teigwaren, roh	15	54
Nudeln, eifrei, roh	15	54
Vollkornnudeln, roh	15	51

BE/KE entspricht 10–12 g verfügbarer Kohlenhydrate

Lebensmittel (verzehrbarer Anteil)	1 BE/KE entspricht g	kcal je 1BE/KE kcal
Reis		
Reis, Korn, Naturreis	15	52
Reis, poliert	15	52
Reis, poliert, parboiled, roh	15	52
Getreide		
Amaranth	20	74
Buchweizen, Korn, geschält	15	51
Gerste, Korn	15	47
Grünkern (Dinkel), Korn	15	49
Hafer, Korn	20	67
Hirse, Korn	15	53
Mais, Korn	15	50
Quinoa	15	51
Roggen, Korn	15	44
Weizen, Korn	15	46
Getreideprodukte		
Germknödel, TK-Produkt	20	57
Gersten- graupen	15	51
Hafergrütze	15	58
Maisgrieß	15	51
Popcorn	15	55
Weizengrieß	15	49
Mehle		
Buchweizen- Vollmehl	15	53

Lebensmittel (verzehrbarer Anteil)	1 BE/KE entspricht g	kcal je 1BE/KE kcal
Dinkel, Mehl	15	50
Gersten-Voll- kornmehl	15	52
Mais, Vollmehl	15	49
Reis, Mehl	15	53
Roggenmehl,		
▪ Type 815	15	48
▪ Type 997	15	47
▪ Type 1150	15	48
Roggen-Vollkornmehl/ Backschrot, Type 1800	15	44
Weizenmehl,		
▪ Type 405	15	50
▪ Type 550	15	51
▪ Type 1050	15	50
Weizen-Vollkornmehl/ Backschrot, Type 1700	15	45
Stärkemehle		
Kartoffelstärke	10	34
Maisstärke	10	35
Reisstärke	10	34
Saucenbinder, dunkel	10	35
Saucenbinder, hell	15	53
Weizenstärke	10	35
Obst		
Obst		
Ananas, roh	80	44
Apfel, roh, ganz	90	48
Apfelmus	50	39
Apfelsine, roh	120	51

BE/KE entspricht 10–12 g verfügbarer Kohlenhydrate

Lebensmittel (verzehrbarer Anteil)	1 BE/KE entspricht g	kcal je 1BE/KE kcal	Lebensmittel (verzehrbarer Anteil)	1 BE/KE entspricht g	kcal je 1BE/KE kcal
Aprikose, roh	120	52	Nektarine, roh	80	43
Banane, roh	50	47	Papaya, roh	420	55
Birne, roh	80	44	Pfirsich, roh	110	47
Brombeeren, roh	160	70	Pflaume, roh	100	49
Erdbeeren, roh	180	58	Preiselbeeren	160	56
■ tiefgefroren	150	49	■ in Dosen,		
Feige, roh	80	48	ungesüßt	150	51
Grapefruit, roh	110	43	Reineclaude, roh	80	45
Heidelbeeren, i. D.	160	59	Sanddornbeeren	300	266
■ ungesüßt,			Stachelbeeren	140	52
Gesamtinhalt	260	61	Wassermelone	120	45
Kulturheidelbeeren	50	42	Weintrauben	70	47
■ tiefgefroren,			Zitrone, geschält	310	111
ungesüßt	50	42	Obstsäfte		
Himbeeren, roh	210	70	Acerolasaft	220	48
■ in Dosen, ungesüßt	180	46	Ananassaft	80	42
Holunderbeeren,			Apfelsaft	90	51
schwarz, roh	150	82	Apfelsinensaft,		
Honigmelone	80	44	frisch gepresst	110	50
Johannisbeeren, rot	200	66	Brombeersaft	130	49
■ schwarz	160	63	Grapefruitsaft,		
Kaki, roh	60	43	ungesüßt	100	47
Kaktusfeige	140	53	Himbeersaft,		
Kirschen, sauer	100	53	frischepresst	180	51
■ süß, roh	80	50	Holunderbeerensaft	150	57
Kiwi, roh	110	55	Mandarinensaft	100	46
Litschi, roh	60	45	Sanddornbeeren-		
Mandarine, roh	100	46	saft	830	331
Mango, roh	80	47	Traubensaft	60	41
Mirabelle, roh	70	47	Zitronensaft	420	111

BE/KE entspricht 10–12 g verfügbarer Kohlenhydrate

Lebensmittel (verzehrbarer Anteil)	1 BE/KE entspricht	kcal je 1BE/KE
	g	kcal
Trockenfrüchte		
Apfel, getrocknet (geschwefelt)	20	51
Aprikose, getrocknet	20	48
Banane, getrocknet	15	49
Birne, getrocknet	20	43
Dattel, getrocknet	15	42
Feige, getrocknet	20	49
Korinthen, schwarz und rot, getrocknet	20	52
Pfirsich, getrocknet	20	49
Pflaume, getrocknet	20	44
Sultaninen, getrocknet	15	40
Weinbeeren, getrocknet (Rosinen)	15	44
Gemüse		
Nur Sorten, die mit 200 g und weniger als 200 g bereits 1 KE liefern		
Bohnen, grün	195	62
Erbsen, grün	95	67
Kohlrübe, roh	145	50
Kürbis, roh	200	50
Rote Rübe (Bete), roh	120	49
Zuckermais, roh	65	56
■ in Dosen	50	55
Samen und Nüsse		
Cashewnuss	35	199
Haselnuss	90	582
Kastanien, Maronen	25	49
Pinienkerne	50	337

Lebensmittel (verzehrbarer Anteil)	1 BE/KE entspricht	kcal je 1BE/KE
	g	kcal
Pistazienkerne	55g	340
Sonnenblumen- kerne, geschält	80	477
Walnuss	80	533
Milch und Sauermilchprodukte		
Milch		
Kuhmilch, 3,5 %	200	128
Kuhmilch, 1,5 %	200	93
Kuhmilch, 0,1 %	200	69
Schafmilch	200	193
Ziegenmilch	200	138
Sauermilchprodukte		
Buttermilch	250	86
Dickmilch, 3,5 %	250	152
Dickmilch, 0,1 %	250	79
Joghurt, 3,5 %	250	152
Joghurt, 1,5 %	250	109
Joghurt, 0,1 %	250	79
Kefir, 3,5 % Fett	250	152
Molke	220	52
Hülsenfrüchte		
Bohnen, weiß	30	71
Erbsen	25	67
Kichererbsen	25	77
■ Sprossen, frisch	40	57
Limabohnen	20	55
Linsen	25	67
Saubohnen	20	62
Sojabohnen	160	544

BE/KE entspricht 10–12 g verfügbarer Kohlenhydrate

Lebensmittel (verzehrbarer Anteil)	1 BE/KE entspricht	kcal je 1BE/KE	Lebensmittel (verzehrbarer Anteil)	1 BE/KE entspricht	kcal je 1BE/KE
	g	kcal		g	kcal
Sojafleisch, trocken, i. D.	75	187	**Süßigkeiten**		
Süsswaren und Sonstiges			Bonbons	10	39
Süße Brotaufstriche			Gummibärchen	15	49
Bienenhonig	10	33	Marzipan	15	74
Gelee, Konfitüre, i. D.	15	36	Nougat	15	75
Nuss-Nougat-Creme	15	80	Schokolade, milchfrei	20	96
Zucker	10	40	Vollmilchschokolade	20	106
Fein- und Dauerbackwaren			▪ mit Haselnuss	20	111
Biskuit (Löffel-)	10	41	**Speiseeis**		
Butterkeks	15	63	Eiscreme (Einfacheis-creme)	65	105
Kräcker	15	68	▪ mit Früchten	50	80
Müslikeks	15	66	Milchspeiseeis	50	64
Russisch Brot	10	39	Sahneeis	65	144
Salzstangen, -brezeln	15	52	Softeis	55	63
Vollkornkeks, i. D.	20	88	**Fertigsaucen**		
Zwieback, eifrei	15	55	Barbecue-Sauce	35	43

BE/KE entspricht 10–12 g verfügbarer Kohlenhydrate

Stoffwechselerkrankungen und Empfehlungen für eine vollwertige Kost

Purine und Harnsäuren

Purine sind Bestandteil der Zellkerne aller Lebewesen und üben im Organismus wichtige Funktionen aus. Sie werden mit der Nahrung zugeführt, im Organismus zu Harnsäure abgebaut und über die Nieren ausgeschieden.

Ist der Harnsäurestoffwechsel gestört, der körpereigene Harnsäureaufbau erhöht und/oder die Ausscheidung vermindert, kommt es zu einer erhöhten Harnsäurekonzentration im Blut. Es bilden sich Harnsäurekristalle, die in den Gelenken oder auch in der Niere abgelagert werden. Es entstehen Gicht oder Harnsäuresteine in der Niere. In diesen Fällen wird der Arzt ein Alkoholverbot und eine Reduzierung der Purinzufuhr verordnen. Häufig fordert er auch, weniger Kalorien und Fette zu essen. Außerdem müssen stärkehaltige Kohlenhydrate (Brot, Getreide, Kartoffeln) bevorzugt werden, und es ist wichtig, reichlich zu trinken. In der purin- bzw. harnsäurearmen Diät unterscheidet man:

- »purinarme Diät« mit maximal 500 mg/Tag oder 3000 mg/ Woche Harnsäure.
- »streng purinarme Diät« mit maximal 300 mg/Tag oder 2000 mg/Woche Harnsäure.

Purine und Harnsäure in der Tabelle

Der Puringehalt der Lebensmittel wird heute als gebildete Harnsäure angegeben. Dieser Wert gibt an, wie viel Harnsäure durch die vorhandene Purinmenge gebildet wird. Zur besseren Orientierung sind ausgewählte Lebensmittel in folgenden drei Tabellen getrennt zusammengestellt:

- Niedriger Harnsäuregehalt: Lebensmittel, die in einer Portion weniger als 50 mg Harnsäure enthalten. Diese – insbesondere die pflanzlichen – Lebensmittel dieser Gruppe sollten in einer purinarmen Kost bevor-

zugt verzehrt werden. Von den tierischen Lebensmitteln
sollten die Milchprodukte bevorzugt werden.
- Mittlerer Harnsäuregehalt: Lebensmittel, die in einer
  Portion 50 bis unter 100 mg Harnsäure enthalten. Sie
  sollten in einer »purinarmen Diät« reduziert und in
  einer »streng purinarmen Diät« gemieden werden.
- Hoher Harnsäuregehalt: Lebensmittel, die in einer
  Portion 100 und mehr mg Harnsäure enthalten. Sie
  sollten in einer purinarmen Kost grundsätzlich gemieden werden. Viele Gemüse dieser Gruppe können
  jedoch in Mischgemüsen oder Salaten mit Sorten, die
  nur einen geringen Gehalt an Harnsäure aufweisen,
  sinnvoll kombiniert werden (zum Beispiel je 50 g
  Paprika, Gurke, Kopfsalat und Tomate oder 150 g Cham-
  pignons und 50 g Zwiebel).
- Alkoholische Getränke nur nach Absprache mit dem
  Arzt – und auch dann nur in kleinen Mengen!

Lebensmittel mit niedrigem Gehalt an Harnsäure

Lebensmittel (verzehrbarer Anteil)	Portionsgröße g	gebildete Harnsäure mg	Lebensmittel (verzehrbarer Anteil)	Portionsgröße g	gebildete Harnsäure mg
Milch			**Fette und Öle**		
	200	‹16		10	0
Sauermilchprodukte			**Wurst- und Fleischwaren**		
	200	16	Bauchspeck, geräuchert	30	38
Käse			Bierschinken	30	24
Camembert,			Corned Beef	30	17
45 % Fett i. Tr.	30	9	Fleischwurst	30	23
Gouda,			Mettwurst	30	22
45 % Fett i. Tr.	30	5	Mortadella	30	36
Harzer Käse	30	6	Rotwurst (Blutwurst)	30	12
Schmelzkäse,			Salami	30	31
40 % Fett i. Tr.	30	6	Schinken, gekocht	30	39

Lebensmittel (verzehrbarer Anteil)	Portionsgröße g	gebildete Harnsäure mg
Getreide und -produkte		
Brötchen	50	20
Eierteigwaren	60	30
Haferflocken	30	30
Knäckebrot	30	36
Mischbrot	50	23
Vollkornbrot, Weizen	50	30
Weißbrot	50	20
Roggen	50	40
Weizen	50	40
Gemüse		
Aubergine	200	40
Chinakohl	50	11
Endivie	50	6
Fenchel	200	32
Gurke	200	30
Kartoffel	250	38
Kopfsalat	50	5
Kürbis	200	14
Möhren (Karotten)	200	20
Paprikafrüchte	200	20
Radieschen	100	10
Rettich	100	10
Rhabarber	200	10
Rote Rübe (Bete)	200	38
Sauerkraut	200	40
Sojasprossen	75	11
Tomate	200	20
Weißkohl	200	40
Zucchini	200	40
Zwiebel	50	8

Lebensmittel (verzehrbarer Anteil)	Portionsgröße g	gebildete Harnsäure mg
Obst		
Ananas	150	29
Apfel	150	21
Apfelsine	150	29
Banane	150	38
Birne	150	23
Erdbeeren	150	38
Heidelbeeren	150	33
Himbeeren	150	27
Honigmelone	150	38
Johannisbeeren, rot	150	23
Kirschen	150	23
Kiwi	150	29
Oliven	25	7
Pfirsich	150	27
Pflaume	150	30
Stachelbeeren	150	24
Weintrauben	150	30
Getränke		
Bier, alkoholfrei	200	20
Kaffee; Tee	10	0
Apfelsaft	200	16
Orangensaft	200	24
Verschiedenes		
Bonbons; Zucker	10	0
Erdnuss	30	21
Haselnuss; Mandel	30	12
Honig; Marmelade	20	0
Sesamsamen	30	24
Sonnenblumenkerne	30	48
Walnuss	30	8

Lebensmittel mit mittlerem Gehalt an Harnsäure

Lebensmittel (verzehrbarer Anteil)	Portionsgröße g	gebildete Harnsäure mg	Lebensmittel (verzehrbarer Anteil)	Portionsgröße g	gebildete Harnsäure mg
Fische			Bohnen, grün	200	84
Schleie	100	80	Bohnen, weiß, getr.	75	60
Scholle	100	93	Grünkohl	200	60
Fleisch			Kohlrabi	200	60
Rindfleisch, Brust	100	90	Porree (Lauch)	200	80
Wurst- und Fleischwaren			Rotkraut	200	80
Frankfurter Würstchen	100	70	Spargel	200	50
Leberwurst	30	36	Wirsing	200	80
Wiener Würstchen	100	78	**Verschiedenes**		
Gemüse, Hülsenfrüchte			Bäckerhefe	10	45
Blumenkohl	200	90	Tofu	100	70

Lebensmittel mit hohem und sehr hohem Gehalt an Harnsäure

Lebensmittel (verzehrbarer Anteil)	Portionsgröße g	gebildete Harnsäure mg	Lebensmittel (verzehrbarer Anteil)	Portionsgröße g	gebildete Harnsäure mg
Fische und Meeresfrüchte			Makrele	100	170
Forelle	100	200	Rotbarsch	100	190
Garnelen	100	165	Sardine	100	350
Hecht	100	140	Schellfisch	100	139
Hering, ohne Haut	100	190	Seelachs	100	180
Kabeljau	100	180	Seezunge	100	131
Karpfen	100	150	Sprotte, geräuchert	100	500
Lachs, geräuchert	100	170	Zander	100	110

Lebensmittel (verzehrbarer Anteil)	Portionsgröße g	gebildete Harnsäure mg
Fleisch		
Kalb; Bug; Filet		
▪ Hals, Keule	100	150
▪ Haxe	100	140
▪ Lende	100	160
Lamm, ohne Fett	100	120
Rind; Braten	100	140
▪ Filet	100	150
▪ Hüfte; Hals	100	120
▪ Schulter	100	130
Schwein, Braten	100	150
▪ Bug; Filet	100	170
▪ Eisbein (Hinterhaxe)	100	120
▪ Kamm; Kotelett	100	145
▪ Schnitzel (Oberschale)	100	170
Schweinsbratwurst	100	100
Innereien		
Huhn, Leber	100	360
Kalb, Bries	100	900
▪ Leber	100	260
▪ Niere	100	210
Rind, Leber	100	360
▪ Niere	100	270
▪ Zunge	100	160
Schwein, Leber	100	300
▪ Niere	100	255
Wild und Geflügel		
Ente, i. D.	100	180
Gans, i. D.	100	190
Hase, i. D.	100	170

Lebensmittel (verzehrbarer Anteil)	Portionsgröße g	gebildete Harnsäure mg
Kaninchen, i. D.	100	180
Reh, Schlegel	100	150
Huhn, Brathuhn, gegrillt	100	240
▪ Keule, mit Haut	100	160
Putenschnitzel	100	160
Gemüse, Hülsenfrüchte und Pilze		
Artischocke	200	100
Austernpilze	200	180
Bohnen, weiß	75	135
Brokkoli	200	100
Champignons	200	120
Erbsen, grün	200	150
Linsen, getrocknet	75	150
Rosenkohl	200	120
Schwarzwurzel	200	140
Spinat	200	100
Steinpilze	200	160
Zuckermais	200	104
Alkoholische Getränke		
Nur nach Absprache mit dem behandelnden Arzt in kleinen Mengen erlaubt!		
Altbier	200	24
Diät-Vollbier	200	20
Export; Pils	200	26
Weizenvollbier, hefefrei	200	16
Sekt; Spirituosen; Wein	200	0

Natrium und Kochsalz

Natrium ist ein wesentlicher Bestandteil des Kochsalzes. Denn Salz besteht aus Natrium und Chlorid. Seine Hauptaufgabe ist es, zusammen mit dem Mineralstoff Kalium (siehe Seite 77) den Wasserhaushalt im Körper konstant zu halten. Bei entsprechender Veranlagung und bei Störungen der Nierenfunktion führt Natrium (beispielsweise durch kochsalzreiche Kost) zur Erhöhung des Blutdrucks, zur Bildung von Ödemen und zu Herz-Kreislauf-Störungen. In all diesen Fällen wird der Arzt eine Reduzierung der Natrium- bzw. der Kochsalzzufuhr und Erhöhung der Kaliumzufuhr verordnen.

Der Kochsalzverbrauch liegt heute für den Erwachsenen bei 10 bis 15 g pro Tag.

Die unterschiedlichen Diätformen

Eine Verminderung der Natrium- bzw. Kochsalzzufuhr kann durch das Einhalten folgender Diätverordnungen erreicht werden:

- »natriumreduziert« (»kochsalzreduziert«) = 2000 bis 2400 mg Natrium pro Tag, das entspricht 5 bis 6 g Kochsalz, bei der Zubereitung einsparen
- »natriumarm« (»kochsalzarm«) = 1200 mg Natrium pro Tag, das entspricht 3 g Kochsalz
- »streng natriumarm« (»streng kochsalzarm«) = 400 mg Natrium pro Tag, das entspricht 1 g Kochsalz. Der Einsatz von »natriumarmen« Lebens- und Würzmitteln ist hierbei unerlässlich.

Natrium und Kochsalz in der Tabelle

In der folgenden Tabelle ist eine Auswahl an Lebensmitteln aufgeführt, die »reich« an Natrium/Kochsalz sind und die in einer natriumarmen Diät neben dem Würzsalz gemieden werden sollten.

Die unter »arm« aufgeführten Lebensmittel dürfen in einer natriumarmen Kost bedenkenlos verzehrt werden, das Würzsalz ist aber zu reduzieren.

Lebensmittel, die reich an Natrium und Kochsalz sind

Lebensmittel (verzehrbarer Anteil)	Portionsgröße	Natrium	Kochsalz
	g	mg	g
Cervelatwurst, Salami	30	378	0,96
Dosenwürstchen	100	711	1,82
Kochwurst	30	238	0,61
Schinken, gekocht	30	290	0,73
Schinken, roh	30	420	1,07
Streichwurst	30	285	0,73
Fleischbrühe	150	1404	3,60
Dosenfisch	100	526	1,35
Matjeshering	100	2500	6,41
Räucherfisch	100	499	1,28
Hartkäse, 45 % Fett i. Tr.	30	170	0,43
Schmelzkäse, 45 % Fett i. Tr.	30	330	0,85
Schnittkäse, 45 % Fett i. Tr.	30	215	0,55
Weichkäse, 45 % Fett i. Tr.	30	345	0,88
Brötchen	50	277	0,71
Cornflakes	30	281	0,72

Lebensmittel (verzehrbarer Anteil)	Portionsgröße	Natrium	Kochsalz
	g	mg	g
Mischbrot	50	273	0,70
Vollkornbrot	50	220	0,56
Salzgebäck	30	537	1,47
Nüsse, gesalzen	30	440	1,13
Gemüsekonserven, i. D.	200	464	1,18
Dill- und Salzgurke	100	960	2,46
Mixed Pickles	100	940	2,41
Sauerkraut	100	355	0,88
Mineralwasser			
Adelheidquelle	200	193	0,48
Apollinaris	200	76	0,19
Franken-Brunnen Theresienquelle	200	101	0,25
Heppinger	200	171	0,43
Kaiser Friedrich Quelle	200	204	0,51
Staatlich Fachingen	200	120	0,30
Überkinger	200	218	0,55

Lebensmittel, die arm an Natrium und Kochsalz sind

Lebensmittel (verzehrbarer Anteil)	Portionsgröße	Natrium	Kochsalz	Lebensmittel (verzehrbarer Anteil)	Portionsgröße	Natrium	Kochsalz
	g	mg	g		g	mg	g
Brathuhn	100	83	0,21	**Mineralwasser**			
Hackfleisch, halb und halb	100	35	0,09	Adelholzener Heilquelle	200	0,1	+
Kalbfleisch	100	105	0,27	Alpquell (Österreich)	200	0,8	+
Rindfleisch	100	82	0,21	Bad Dürrheimer			
Schweinefleisch	100	74	0,19	■ Bertolds- quelle	200	1,6	+
Wild	100	48	0,12	■ Johannis- quelle	200	2,6	+
Salzwasser- fische	100	115	0,29	Bad Nauheimer Mineralwasser	200	3,0	+
Süßwasser- fische	100	75	0,19	Bad Vilbeler Elisabethen- quelle	200	1,2	+
Trinkmilch	200	96	0,29	Evian	200	1,0	+
Joghurt	150	72	0,18	Finkenbach	200	2,0	+
Quark, mager	100	20	+	Fürst Bismarck Quelle	200	2,8	+
Grünkern, Korn	60	2	+	Perrier	200	2,8	+
Haferflocken	60	3	+	Rennsteig Sprudel	200	2,4	+
Nährmittel, i. D.	60	8	+	Rhön Sprudel	200	0,6	+
Roggen, Korn	60	24	+	Römerquelle (Österreich)	200	2,6	+
Weizen, Korn	60	5	+	Vera	200	2,0	+
Kartoffel	250	8	+	Volvic	200	1,6	+
Frischgemüse	200	14	+				
■ Möhren	200	120	0,31				
■ Rote Rübe	200	124	0,32				
■ Sellerie	200	154	0,39				
■ Spinat	200	130	0,33				
Tiefkühlgemüse	200	20	+				

+ = in Spuren

Mithilfe der Lebensmittelpyramide Empfehlungen einfach umsetzen

Die empfohlene tägliche Nährstoffzufuhr, dargestellt ab Seite 120, lässt sich mithilfe der Tabellen exakt errechnen. Oder man setzt die Empfehlungen mithilfe von Lebensmittelbausteinen, wie in der Pyramide unten dargestellt, in die Praxis um. Die Größe der Bausteine entspricht den Portionsgrößen in den Tabellen der ersten beiden Kapitel. Die Pyramide setzt sich aus sechs Ebenen und acht Lebensmittelgruppen zusammen, denen jeweils ein Symbol zugeordnet wurde. Dadurch ist sie leicht zu überblicken. Die Auswahl der Bausteine zeigt die wünschenswerte Zusammensetzung der täglichen Kost, wobei ein Baustein jeweils eine Portion darstellt. Das unten dargestellte Beispiel wurde für Erwachsene mit vorwiegend sitzender Tätigkeit erarbeitet.

Die Basis der täglichen Kost sind die kohlenhydrathaltigen Getreideprodukte und Kartoffeln. Vollkornprodukte wie Vollkornbrot, Naturreis oder Vollkornflocken sollten

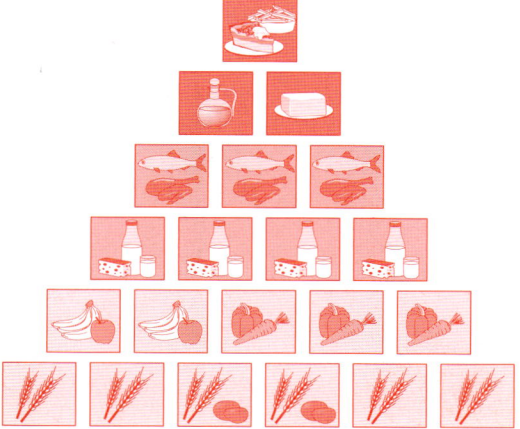

bevorzugt werden, da sie zugleich reich an Vitaminen, Mineralstoffen und Ballaststoffen sind. Sechs Portionen sollten über den Tag verteilt verzehrt werden.

Gemüse und Obst stellen die nächste Gruppe dar. Sie sind wichtige Lieferanten der Vitamine, Mineralstoffe, Ballaststoffe und sekundären Pflanzenstoffe. Darüber hinaus ist Gemüse relativ kalorienarm. Die meisten Gemüse- und Obstsorten haben somit eine hohe Nährstoffdichte. Fünf Portionen am Tag werden empfohlen.

Milch- und Milchprodukte (außer Butter und Sahne) liefern vor allem Proteine, Kalzium und Vitamine. Mit vier Portionen täglich tragen sie wesentlich zur optimalen Versorgung mit diesen essenziellen Nährstoffen bei. Um Kalorien zu sparen sollten, fettarme Produkte, vor allem beim Käse, bevorzugt werden.

Fleisch, Fisch, Wurst und Eier enthalten tierisches Protein, B-Vitamine, Eisen, Zink und Jod (Seefisch). Drei Portionen am Tag sind ausreichend. Fettarme Sorten sollten bevorzugt werden, denn gerade Fleisch und Wurst können viele versteckte Fette enthalten. Für Vegetarier wird ein Austausch mit Hülsenfrüchten empfohlen.

Fette und Öle, also Koch- und Streichfette pflanzlicher Herkunft, sind als Lieferanten der essenziellen Fettsäuren notwendig. Zugleich enthalten sie aber auch die ungünstigen sogenannten gesättigten Fettsäuren. Deshalb ist neben der Menge auch die Auswahl der Fette zu beachten. Mit zwei Bausteinen – überwiegend pflanzlicher Herkunft – liefern sie einen guten Ausgleich zu den versteckten Fetten (vgl. auch Seite 90 bis 93).

Kleine Extras wie Süßigkeiten und Knabbereien stellen die Spitze der Pyramide dar und sollten stark eingeschränkt werden. Zu dieser Gruppe zählen auch zuckerhaltige und alkoholische Getränke.

In dieser Pyramide nicht miteinbezogen ist das Wasser. Sechs Gläser Wasser, Frucht- oder Kräutertee und stark verdünnte Fruchtsäfte sind gute Flüssigkeitslieferanten, die der Körper über den Tag verteilt dringend braucht.

Ernährungsplan im Baukastensystem

Ähnlich wie die Lebensmittelpyramide funktioniert das Baukastensystem. Die Anzahl der Bausteine lässt sich individuell einer jeweils ausgewählten Bedarfsgruppe anpassen.

1. Brot – Kartoffeln
1 Baustein entspricht
- 50 g Brot, Vollkornbrot
- 150 g Kartoffeln
- 30 g Reis, Teigwaren, Nährmittel
- 30 g Mehl
- 35 g Vollkorn

2. Gemüse – Salate
1 Baustein entspricht
- 100 g Gemüse
- 30 g Blattsalaten

3. Obst – Obstsaft
1 Baustein entspricht
- 150 g Obst, frisch
- 125 g Obstsaft
- 25 g Trockenobst

4. Milch – Käse
1 Baustein entspricht
- 125 ml Milch, fettarm
- 125 g Joghurt, fettarm
- 60 g Quark, mager
- 40 g Weichkäse, 30 % Fett i. Tr.
- 30 g Hartkäse

5. Fleisch – Fisch – Ei
1 Baustein entspricht
- 50 g Fleisch
- 30 g Schinken
- 60 g Fisch
- 50 g Hackfleisch
- 1 Ei
- 35 g Hülsenfrüchten

6. Fett
1 Baustein entspricht
(pflanzliche Fette bevorzugen)
- 7 g Öl
- 10 g Butter, Margarine
- 15 g Mayonnaise, 50 %
- 30 g Schlagsahne
- 75 g saurer Sahne
- 30 g Wurst

7. Extras
1 Baustein entspricht
- 25 g Zucker, Honig
- 20 g Schokolade
- 15 g Nüssen
- 125 ml Wein
- 150 ml Bier

8. Getränke
1 Baustein entspricht
- 200 ml Wasser
- 200 ml Tee
- 200 ml verdünnten Fruchtsäften

Ernährung mit reduzierter Energiezufuhr und hoher Nährstoffdichte

Ernährung bei Übergewicht

Eine sinnvolle, schonende Gewichtsabnahme ist nur durch Reduzieren der Energiezufuhr und Erhöhen des Energieverbrauchs möglich. Weniger Kalorien fordern eine gezielte Lebensmittelauswahl, um die Versorgung mit allen notwendigen Nährstoffen, Vitaminen und Mineralstoffen zu sichern. Lebensmittel mit hoher Nährstoffdichte sind zu bevorzugen. Außerdem sollte die Kost abwechslungsreich sättigend und praktikabel sein, denn sie muss über einen längeren Zeitraum eingehalten werden.

Mithilfe des Baukastensystems (siehe Seite 117) ist es einfach, all diese Forderungen zu erfüllen. Wählen Sie die von Ihnen gewünschte Energiezufuhr, und verteilen Sie die angegebene Anzahl der Bausteine, gemäß Ihren Verzehrsgewohnheiten, auf die einzelnen Mahlzeiten.

Drei Hauptmahlzeiten und zwei kleine Zwischenmahlzeiten sollten Sie einhalten.

Besonders wichtig ist auch das Trinken, mindestens zwei Liter am Tag müssen es sein. Wasser ist ein unentbehrlicher Nährstoff. Es unterstützt den Blutkreislauf, den Stoffwechsel und die Funktionen der Nieren. Zugleich sorgt es für ein gutes Sättigungsgefühl.

Lebensmittelgruppen	Anzahl der Bausteine/Tag	
	1200 kcal	1800 kcal
1. Brot – Kartoffeln	4	5
2. Gemüse – Salate	4	4
3. Obst – Obstsaft	1	2
4. Milch – Käse	3	3,5
5. Fleisch – Fisch – Ei	2	2,5
6. Fett	1	2
7. Extras	0	1
8. Getränke	10	10

Ernährung im Alter

Mit zunehmendem Alter verringern sich Muskelmasse, Grundumsatz und körperliche Aktivitäten. Der Bedarf an Energie nimmt ab, während der Bedarf an essenziellen Nährstoffen, Vitaminen und Mineralstoffen der Gleiche bleibt. Die Portionen auf dem Teller werden kleiner, müssen aber reicher an lebenswichtigen Nährstoffen sein. Sie sollen also eine hohe Nährstoffdichte aufweisen. Zugleich wird bei alten Menschen häufig ein Mangel an Kalzium, Vitamin D, Magnesium und Folsäure beobachtet.

Dies alles verlangt nach einer gezielten Lebensmittelauswahl in angepasster Menge. Der Ernährungsplan im Baukastensystem (siehe Seite 117) hilft, die Empfehlungen der Nährstoffzufuhr in die Praxis zu übertragen. Mit seiner Hilfe lassen sich aus den aufgeführten Lebensmittelportionen abwechslungsreiche Mahlzeiten zubereiten und an die Verzehrsgewohnheiten anpassen. Drei Hauptmahlzeiten und zwei kleine Zwischenmahlzeiten werden empfohlen. Die vorgegebene Anzahl der Portionen sollte eingehalten werden – nur dann ist eine vollwertige Ernährung gesichert, leichtes Übergewicht kann abgebaut und Untergewicht ausgeglichen werden.

Wasser spielt im Alter eine besondere Rolle. Eineinhalb bis zwei Liter über den Tag verteilt werden empfohlen.

Lebensmittelgruppen	Anzahl der Bausteine/Tag	
	Frauen ab 65 Jahre 1800 kcal	Männer ab 65 Jahre 2300 kcal
1. Brot – Kartoffeln	6	7
2. Gemüse – Salate	3	3
3. Obst – Obstsaft	2	2
4. Milch – Käse	4	4
5. Fleisch – Fisch – Ei	3	4
6. Fett	3	4
7. Extras	2	3
8. Getränke	8–10	8–10

Empfehlenswerte Höhe der täglichen Nährstoffzufuhr

Berücksichtigt sind die Angaben der DGE (2000).

Lebensphase	Energie[1] m/w		Nährstoffe		Wasser
			Protein g pro kg KG	essenzielle Fettsäuren % der EN*	
	kcal	MJ			ml
Säuglinge					
0 bis <4 Monate	500/450	2,0/1,9	2,7/2,0/1,5[a]	7–10	680
4 bis <12 Monate	700/700	3,0/2,9	1,3/1,1[b]	7–10	1000
Kinder					
1 bis <4 Jahre	1100/1000	4,7/4,4	1,0	7–10	1300
4 bis <7 Jahre	1500/1400	6,4/5,8	0,9	7–10	1600
7 bis <10 Jahre	1900/1700	7,9/7,1	0,9	7–10	1800
10 bis <13 Jahre	2300/2000	9,4/8,5	0,9	7–10	2150
13 bis <15 Jahre	2700/2200	11,2/9,4	0,9	7–10	2450
Jugendliche und Erwachsene					
15 bis <19 Jahre	2500/2000	10,6/8,5	60/46	7–10	2800
19 bis <25 Jahre	2500/1900	10,6/8,1	59/48	7–10	2700
25 bis <51 Jahre	2400/1900	10,2/7,8	59/47	7–10	2600
51 bis <65 Jahre	2200/1800	9,2/7,4	58/46	7–10	2250
13 bis >65 Jahre	2000/1600	8,3/6,9	54/44	7–10	2250
Schwangere					
	+ 255	+1,1	58[c]	7–10	2700
Stillende					
	bis + 635	bis + 2,7	63	7–10	3100

* = essenzielle Fettsäuren in Prozent der Energie
[1] = Unter Berücksichtigung der Referenzwerte von Körpergröße und Körpergewicht. Die für Erwachsene angegebenen Werte gelten für Personen mit ausschließlich sitzender Tätigkeit (Leichtarbeiter). Für andere Berufsschweregruppen sind folgende Zuschläge erforderlich:
überwiegend sitzende Tätigkeit   200–400 kcal (0,8–1,6 MJ)
überwiegend gehende Tätigkeit   500–800 kcal (2,1–3,3 MJ)
körperlich anstrengende Tätigkeit   700–1100 kcal (2,9–6,6 MJ)
[a] = 0–1/1–2/2–4 Monate   [b] = 4–6/6–12 Monate   [c] = ab 4. Schwangerschaftsmonat   [d] = Wasserzufuhr durch Getränke und Nahrung

Empfehlenswerte Höhe der täglichen Mineralstoffzufuhr

Berücksichtigt sind die Angaben der DGE (2000).

Lebensphase	Mineralstoffe				
	Kalzium mg	Magnesium mg	Eisen mg m/w	Jod µg	Zink mg m/w
Säuglinge					
0 bis <4 Monate	220	24	0,5	40	1
4 bis <12 Monate	400	60	8	80	2
Kinder					
1 bis <4 Jahre	600	80	8	100	3
4 bis <7 Jahre	700	120	8	120	5
7 bis <10 Jahre	900	170	10	140	7
10 bis <13 Jahre	1100	230/250	12/15	180	9/7
13 bis <15 Jahre	1200	310/310	12/15	200	9,5/7
Jugendliche und Erwachsene					
15 bis <19 Jahre	1200	400/350	12/15*	200	10/7
19 bis <25 Jahre	1000	400/310	10/15*	200	10/7
25 bis <51 Jahre	1000	350/300	10/15*	200	10/7
51 bis <65 Jahre	1000	350/300	10/10	180	10/7
13 bis >65 Jahre	1000	350/300	10/10	180	10/7
Schwangere					
	1000[c]	310[d]	30[b]	230	10[b]
Stillende					
	1000[c]	390	20[b]	260	11

[b] = ab 4. Schwangerschaftsmonat
[c] = Schwangere/Stillende <19 Jahre 1200 mg Kalzium
[d] = Schwangere <19 Jahre 350 mg Magnesium
* = nicht menstruierende Frauen 10 mg

Empfehlenswerte Höhe der täglichen Vitaminzufuhr

Berücksichtigt sind die Angaben der DGE (2000).

Lebensphase	A mg m/w	D µg	E mg m/w	K µg m/w
Säuglinge				
0 bis <4 Monate	0,5	10[b]	3	4
4 bis <12 Monate	0,6	10[b]	4	10
Kinder				
1 bis <4 Jahre	0,6	5	6/5	15
4 bis <7 Jahre	0,7	5	8/8	20
7 bis <10 Jahre	0,8	5	10/9	30
10 bis <13 Jahre	0,9	5	13/11	40
13 bis <15 Jahre	1,1/1,0	5	14/12	50
Jugendliche und Erwachsene				
15 bis <19 Jahre	1,1/0,9	5	15/12	70/60
19 bis <25 Jahre	1,0/0,8	5	15/12	70/60
25 bis <51 Jahre	1,0/0,8	5	14/12	70/60
51 bis <65 Jahre	1,0/0,8	5	13/12	80/65
>65 Jahre	1,0/0,8	10	12/11	80/65
Schwangere				
	1,1[a]	5	13	60
Stillende				
	1,5	5	17	60

[1] = Gesamtfolat (Summe der wirksamen Verbindungen in üblicher Nahrung)
[c] = Raucher 150 mg Vitamin C

Vitamine						
B_1 mg m/w	B_2 mg m/w	Niacin mg m/w	B_6 mg m/w	Folsäure[1] µg	B_{12} µg	C mg
0,2	0,3	2	0,1	60	0,4	50
0,4	0,5	5	0,3	80	0,8	55
0,6	0,7	7	0,4	200	1,0	60
0,8	0,9	10	0,5	300	1,5	70
1,0	1,1	12	0,7	300	1,8	80
1,2/1,0	1,4/1,2	15/13	1,0	400	2,0	90
1,4/1,1	1,6/1,3	18/15	1,4	400	3,0	100
1,3/1,0	1,5/1,2	17/13	1,6/1,2	400	3,0	100[c]
1,3/1,0	1,5/1,2	17/13	1,5/1,2	400	3,0	100[c]
1,2/1,0	1,4/1,2	16/13	1,5/1,2	400	3,0	100[c]
1,1/1,0	1,3/1,2	15/13	1,5/1,2	400	3,0	100[c]
1,0/1,0	1,2/1,2	13/13	1,4/1,2	400	3,0	100[c]
1,2[a]	1,5[a]	15[a]	1,9[a]	600	3,5	110
1,4	1,6	17	1,9	600	4,0	15

[a] = ab 4. Schwangerschaftsmonat   [b] = empfohlen werden Vitamin-D-Tabletten

Schätzwerte für eine angemessene Mineralstoff- und Vitaminzufuhr

Berücksichtigt sind die Angaben der DGE (2000).

Lebensphase	Mineralstoffe			
	Natrium[a]	Kalium[a]	Phosphor	Fluor mg
	mg	mg	mg	m/w
Säuglinge				
0 bis <4 Monate	100	400	120	0,25
4 bis <12 Monate	180	650	300	0,50
Kinder				
1 bis <4 Jahre	300	1000	500	0,7
4 bis <7 Jahre	410	1400	600	1,1
7 bis <10 Jahre	460	1600	800	1,1
10 bis <13 Jahre	510	1700	1250	2,0
13 bis <15 Jahre	550	1900	1250	3,2/2,9
Jugendliche und Erwachsene				
15 bis <19 Jahre	550	2000	1250	3,2/2,9
19 bis <25 Jahre	550	2000	700	3,8/3,1
25 bis <51 Jahre	550	2000	700	3,8/3,1
51 bis <65 Jahre	550	2000	700	3,8/3,1
>65 Jahre	550	2000	700	3,8/3,1
Schwangere				
	550	2000	800[b]	3,1
Stillende				
	550	2000	900[b]	3,1

[a] = die minimale Zufuhr   [b] = Schwangere/Stillende <19 Jahre 1200 mg Phosphor

Mineralstoffe				Vitamine	
Kupfer	Mangan	Chrom	Selen	Pantothen-säure	Biotin
mg	mg	µg	µg	mg	µg
0,2–0,6	*	1–10	5–15	2	5
0,6–0,7	0,6–1,0	20–40	7–30	3	5–10
0,5–1,0	1,0–1,5	20–60	10–40	4	10–15
0,5–1,0	1,5–2,0	20–80	15–45	4	10–15
1,0–1,5	2,0–3,0	20–100	20–50	5	15–20
1,0–1,5	2,0–5,0	20–100	25–60	5	20–30
1,0–1,5	2,0–5,0	20–100	25–60	6	25–35
1,0–1,5	2,0–5,0	50–200	30–70	6	30–60
1,0–1,5	2,0–5,0	50–200	30–70	6	30–60
1,0–1,5	2,0–5,0	50–200	30–70	6	30–60
1,0–1,5	2,0–5,0	50–200	30–70	6	30–60
1,0–1,5	2,0–5,0	50–200	30–70	6	30–60
1,0–1,5	2,0–5,0	50–200	30–70	6	30–60
1,0–1,5	2,0–5,0	50–200	30–70	6	30–60

* = keine Angaben

Lagerfähigkeit von Lebensmitteln
(nach Zacharias und Dürr)

Vorratsraum
Temperatur 15 bis 20 °C
Brot:
- Knäckebrot[a]: 6 Monate
- Roggenbrot: 6–10 Tage
- Weizenbrot: 1–3 Tage

Fett:
- Plattenfette[a]: 1 Jahr

Nährmittel:
- Haferflocken: $1/2$–1 Jahr
- Mehl: 6 Monate
- Reis: 2 Jahre
- Teigwaren: $1/2$–1 Jahr
- Trockensuppen: $3/4$–1 Jahr

Konserven:
- Fleischkonserven: 3–5 Jahre
- Gemüsekonserven: 2 Jahre

Trockenobst: 1 Jahr

Fisch:
- roh: bis 24 Std.
- gegart: 2–3 Tage

Geflügel:
- roh: 2–4 Tage
- gegart: 2–5 Tage

Hackfleisch:
- roh: 6–8 Std.
- gegart: 2–4 Tage

Käse:
- Frischkäse: 4–5 Tage
- Hartkäse: 10–14 Tage

Milchprodukte: 4–5 Tage

Gemüse:
- roh: 3–8 Tage
- gegart: 1–3 Tage

Obst:
- roh: 2–10 Tage
- gegart: 2–5 Tage

Kühlschrank
Temperatur 2 bis 6 °C
Butter: 10–15 Tage
Eier: 3–4 Wochen

Fleisch:
- roh: 2–5 Tage
- gegart: 2–6 Tage

Fleischwaren:
- Schinken, gekocht: 3–5 Tage
- Schinken, geräuchert, roh: 4–10 Tage
- Wurst: 3–5 Tage

Gefriergerät
Temperatur −18 bis −20 °C
Geflügel: 4–6 Monate
Fisch: 2–4 Monate
Fertigspeisen: 3–6 Monate
Gemüse: 8–10 Monate

Milcherzeugnisse:
- Butter: 6–8 Monate
- Sahne: 2–3 Monate

Obst: 10–12 Monate
Schweinefleisch: 5–7 Monate
Speiseeis: 2–3 Monate
Wurst: 2–4 Monate

[a] = in Originalverpackung

Vitaminverluste bei Garverfahren
(nach Bognár)

Fleisch	Thiamin (Verluste in %)			Riboflavin (Verluste in %)		
	Kochen	Schmoren	Braten	Kochen	Schmoren	Braten
Kalbfleisch	46	38	26	+ 5	+ 1	3
Rindfleisch	49	48	34	5	2	20
Schweinefleisch	28	36	36	6	3	9
Fleisch, i. D.	41	41	35	2	1	10

Gemüse	Thiamin (Verluste in %)			Ascorbinsäure (Verluste in %)		
	Kochen	Druck-dämpfen	Dünsten	Kochen	Druck-dämpfen	Dünsten
Blumenkohl, Gargut	46	22	12	42	23	18
+ Garflüssigkeit	12	16	12	15	17	18
Grüne Bohnen, Gargut	41	23	11	43	31	20
+ Garflüssigkeit	17	18	11	16	21	18
Kartoffeln, mit Schale Gargut	15	12a	2	16	15a	2
Kartoffeln, geschält Gargut	27	11	10	32	13	15
+ Garflüssigkeit	11	9	10	14	4	15
Kohlrabi, Gargut	32	21	–	53	37	14
+ Garflüssigkeit	11	7	–	2	8	14
Spinat, Gargut	63	33	16	58	35	29
+ Garflüssigkeit	23	–	16	–	–	29
Weißkohl, Gargut	46	22	19	52	28	28
+ Garflüssigkeit	–	19	19	31	–	28
Gemüse, i. D., Gargut	40	21	14	45	26	23
+ Garflüssigkeit	15	13	14	16	15	23

a = auch backen   + = Zunahme   Die Zunahme deutet auf eine Freisetzung von Riboflavin aus gebundenen Formen während des Garens hin.

Impressum

© 2008 GRÄFE UND UNZER VERLAG GmbH, München

Erweiterte und aktualisierte Neuausgabe von »Nährwerte«,
GRÄFE UND UNZER VERLAG 1997, ISBN 978-3-7742-3373-7

Programmleitung: Ulrich Ehrlenspiel
Redaktion: Yvonne Schnur
Satz und Lektorat: Maja Mayer für bookwise, München
Gestaltung: independent Medien-Design GmbH, München
Fotos: Cover: Marcel Weber; U4: Getty
Produktion: Gloria Pall
Druck und Bindung: Ludwig Auer GmbH, Donauwörth

ISBN 978-3-8338-1143-2

1. Auflage 2008

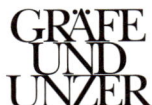

GRÄFE
UND
UNZER

Ein Unternehmen der
GANSKE VERLAGSGRUPPE